医療情報を見る、医療情報から見る

エビデンスと向き合うための

10のスキル

青島周一 著

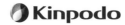

———————— 序　文 ————————

傘をさすことは、薬をのむことと似ている

　いつだったか、僕の友人はそう言いました。例えば天気予報を確認したところ、今日の降水確率が50%だったとしましょう。あなたは傘を持って家を出るでしょうか？　それとも傘を持たずに家を出るでしょうか？　あるいは、降水確率が何%だったら、あなたは確実に傘を持って家を出るでしょうか？

　降水確率という情報によってもたらされる人の意思決定は、一律には規定できないことがわかると思います。つまり同じ情報を前にしても、人の感じ方、実際の振る舞いは、情報を受け取る人の関心や価値観によって、個別性を帯びているということです。そして、薬やサプリメントを飲むかどうかという判断もまた、医療や健康に関する情報に強く影響を受けているように思います。

　情報が人の行動に影響を与えるのならば、情報は常に正しい情報でなくてはならないという直観があります。偽の情報に惑わされることに有益性は少ないでしょう。とはいえ、どのような情報が正しい情報と呼べるものなのでしょうか。情報の良し悪しを評価することは、その分野の専門家であれば容易なことなのかもしれません。しかし、どれだけ質の高い情報があったとしても、その情報を解釈するのが人である限り、客観的、あるいは普遍的に「正しい情報」はこの世界には実在しない、そんな風にさえ思います。

　質の高い医学情報、いわゆるエビデンスを読み続ける中でぼくがたどり着いたのは、これまで自分が学んできた医学的な常識というものは、あくまで局所的な正しさに過ぎない、そんなことだったように思います。大事なのは情報が正しいか否かではないのかもしれません。「情報によって、幸せになれるかは、人それぞれだよね」という理解こそが、情報との向き合い方において大切なのだと思います。

　本書はウェブマガジン、地域医療ジャーナル（https://cmj.publishers.fm/）で連載していた「事例から学ぶ疫学入門（2015年9月〜2016年9月）」およ

び「医療情報を読み解くための国語ゼミ（2018 年 7 月〜 2018 年 11 月)」を
もとに、大幅に加筆訂正を加えたものです。医療・健康情報の質を見極めるため
に必要な考え方を 10 のスキルとしてまとめました。本書が、医療従事者のみな
らず、医療・健康情報に関心のあるすべての人とって、情報との向き合い方の一
助となれば幸いです。

　執筆にあたり金芳堂編集部の浅井健一郎さんには大変お世話になりました。本
書の企画構成から、原稿内容を細部まで確認いただき、適切なご指摘をいくつも
賜ることができたのは、書き手として貴重な経験となりました。また、地域医療
ジャーナルでの連載機会をいただくことがなければ、本書は存在しなかったで
しょう。編集長の福士元春先生に、改めて感謝を申し上げます。

2019 年 12 月 1 日
青島　周一

—————————— 目　　次 ——————————

\\ はじめに //

医療・健康情報を読み解く ための基本的な考え方

▌1. 医療・健康情報の信ぴょう性

　インターネットの急速な普及により、様々な医療・健康関連の情報が、誰でも手軽に入手できる時代となりました。何となく気になる体の症状や、健康に対する不安が生じたとき、インターネットを利用して情報収集する人も少なくないと思います。

　例えば、18 歳以上の 6,369 人を対象とした米国における 2003 年の調査[1]によれば、医療機関受診前にインターネットで健康情報を収集していた人は 5 割に上りました。この調査では、特に 35 歳未満の若年層でインターネット利用が多いという結果でした。また 15 ～ 30 歳のインターネット利用者 977 例を対象としたフランスにおける 2010 年の調査[2]でも、インターネットで健康情報を収集していた人は、約 5 割に上ることが報告されています。

　健康情報の収集動向に関して、日本人を対象とした調査[3]は 2012 年に報告されています。この調査では、15 歳以上の 1,200 人のうち有効回答が得られた 1,189 人が解析の対象となりました。その結果、過去 2 年間に調査対象者の半数以上が積極的に健康情報を求めていたと報告され、特に 50 歳未満においてインターネットの利用が多いという結果でした。他方で高齢者では、インターネットではなく医師から情報を収集する傾向にあることが示されています（**図 1**）。

　スマートフォン端末やタブレット端末が広く普及した現代日本社会では、さらに多くの人がインターネットを利用して健康関連情報を収集していると考えられます。しかし、ぼくたちがインターネット上で入手できる医療・健康情報は、必

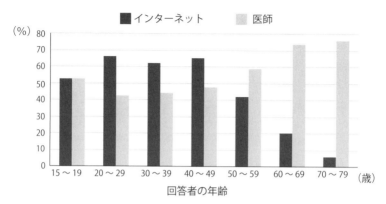

図1　健康情報の収集動向
(Sakai Y, et al: Health information seekers in Japan: a snapshot of needs, behavior, and recognition in 2008. J Med Libr Assoc. 2012; 100: 205-213)

ずしも信ぴょう性に優れた内容を含んでいるとは限りません。情報作成者の偏った価値観が強調されていたり、科学的根拠に乏しい情報も少なくないのです。例えば、がん治療に関するインターネット情報の信ぴょう性について検討された日本の研究[4]によれば、検索上位に表示される情報は、信ぴょう性の高い情報サイトよりも科学的根拠に乏しい有害なサイトのほうが多いことが示されています。

　この研究では、一般的なインターネット検索エンジンである Google と Yahoo! JAPAN を利用して、「がん治療」と「がん、治癒」の2つのキーワードで情報検索（両方とも日本語で検索）を行い、上位20件のウェブサイトを特定しています。5種類のがん（肺がん、乳がん、胃がん、大腸がん、肝臓がん）についても同様の検索を行い、得られた情報の信ぴょう性は、レベルA〜Cの3段階で評価されました。

　レベルAは信頼できるサイト（がんの診療ガイドラインに準拠した情報を提供している）、レベルBはレベルAまたはレベルCのいずれにも該当しないサイト、レベルCは、危険もしくは有害なサイト（国内未承認の治療に関する情報、あるいは有効性に関する科学的根拠がないにもかかわらず効果を過大に宣伝しているもの）と定義されています（**図2**）。情報の評価は、腫瘍専門医3人、医学生3人、がんサバイバー3人によって行われ、医学生およびがんサバイバーの評価と、腫

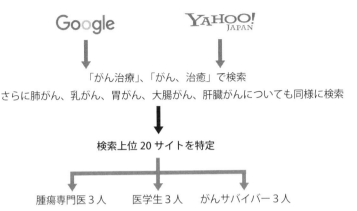

図2　インターネット情報の信ぴょう性を検討した研究方法の概要
(Ogasawara R, et al: Reliability of cancer treatment information on the internet: observational study. JMIR Cancer. 2018; 4: e10031)

瘍内科医の評価との一貫性は、カッパ係数を用いて検討されました。カッパ係数（kappa coefficient）とは、ある現象を2人の観察者が観察した場合の結果がどの程度一致しているかを0〜1で表す統計量のことで、値が大きいほど評価の一致度が高いことを示します。

　最終的に247件のウェブサイトが評価されましたが、このうち有害な情報を提供していると考えられるサイトは3割を超え、信頼できる情報を提供しているサイトの割合よりも、はるかに多いという結果でした（**表1**）。

表1　がん治療に関するインターネット情報の信ぴょう性

評価者	レベルA (信頼できるサイト)	レベルB	レベルC (危険なサイト)	カッパ係数
医学生	12.1% (30/247 件)	56.3% (139/247 件)	31.6% (78/247 件)	0.77
がん サバイバー	16.8% (41/244 件)	44.7% (109/244 件)	38.5% (94/244 件)	0.61
腫瘍専門医	10.1% (25/247 件)	51.4% (127/247 件)	38.5% (95/247 件)	(基準)

(Ogasawara R, et al: Reliability of cancer treatment information on the internet: observational study. JMIR Cancer. 2018; 4: e10031)

2. わかりやすさと妥当性の狭間で

　なぜ、信ぴょう性の低い情報がインターネットの検索上位に多く存在しているのでしょうか。その要因の一つとして、情報内容の「わかりやすさ」が挙げられます。インターネット上に存在する情報の多くは、正確な情報を伝えるためのコンテンツというよりも、読まれるためにコンテンツとして作成されます。広告収入で運営されているウェブサイトであれば、この傾向はなおさらでしょう。医学的な知識のない一般の方に、医療・健康情報を読んでもらうためには、難解な専門用語を用いず、平易な言葉で、明快な結論を簡潔にまとめる必要があります。そのため「〜したほうがよい」、「〜すべき」などといった、白黒はっきりした論調になりがちなのです。

　しかしながら、「〜したほうがよい」、「〜すべき」というような医学的判断を行うことは多くの場合で不可能です。ケースバイケースと言ってしまえば身も蓋もありませんが、医療判断に「正解」がない、ということに違和を覚える人は、以下の事例について考えてみてください。

　今ここに、風邪を30％の確率で予防できるサプリメントがあるとします。ただし、毎日飲まないと効果がありません。みなさんはこの薬を飲んでみたいと思うでしょうか。予防確率が30％程度なら、「毎日飲むのはめんどくさい」と思われる方も多いかもしれません。では50％ではいかがでしょう？

「少しは飲んでみたい……」と思うでしょうか。でも「コストがかかるなら飲みたくない」と思う人もいるかもしれません。では 90％ではどうでしょう？　いったい風邪を予防する効果が何％だったら毎日飲もうと思いますか？

　「たとえ 100％でも飲みたくない人もいれば、わずか 10％程度でも飲みたい人がいる」。おそらくはそういうことになるかと思います。自分自身がこのサプリメントを飲む状況を想像してみてください。風邪を予防するといっても、毎日飲む負担やコストなどを考えれば、100％の予防効果があるのだとしても、風邪を引くことが年に 1 回あるかないか、という人にとっては、あまり価値のない効果かもしれません。逆に年に 10 回くらい風邪を引く（そんなに引く人は少ないかと思いますけれど……）人であれば、たとえ 10％の予防効果でも飲みたいと思う人はいるでしょう。

　同様に「どのような病気でも 90％の確率で完全に治癒するけれど、10％の確率で副作用により死亡する」という薬について考えてみましょう。この薬をインフルエンザや風邪にかかったくらいで飲みたいと思う人は稀だと思います。インフルエンザや風邪のように、薬を飲まなくても自然に治癒し得る疾患で、10 人に 1 人が副作用で死亡するというリスクを冒そうとする人は少ないはずです。

　しかし、末期がんで余命 3 カ月と言われたら、この薬による治癒効果に賭けてみたいと思う方はいるかもしれません。このように**薬やサプリメント、あるいは生活習慣の改善や運動療法などの効果について、どのような価値を抱くのかは、治療を受ける人の状況に応じて様々**なのです。つまり、医療がもたらしてくれる恩恵（効果）というものは、人それぞれの状況（文脈）によって変わってくる、**文脈依存性**という性質を有しています（**表 2**）。

表2　効果に対する価値観の文脈依存性

薬	効果	飲む人の背景	飲む？ or 飲まない？
	毎日飲めば風邪を30％予防する	風邪は引いても**年に1回程度**	きっと飲まない
	毎日飲めば風邪を90％予防する	**3年に1回くらい**しか風邪を引かない	多分飲まない
	毎日飲めば風邪を10％予防する	**年に10回以上**風邪を引く	飲みたいと思う
	どのような病気でも90％の確率で完全に治癒するが、10％の確率で副作用により死亡する	**インフルエンザ**と診断された	きっと飲まない
		糖尿病と診断された	多分飲まない
		末期がんと診断され**余命3カ月**	飲みたいと思う

　また、確率的に示された効果には必ず**不確実性**が伴います。例えば、「風邪を30％予防する薬」とは風邪の不快な症状を最大100％とした場合、その症状の度合いを30％まで低下させるということではなく、100人がその薬を飲んだら、30人は風邪にかからないということです。裏を返せば70人は薬を飲んでも風邪にかかるのです[1]。

　このことは降水確率で考えれば想像しやすいかもしれません。気象庁によれば、降水確率とは**「予報区内で一定の時間内に降水量にして1mm以上の雨または雪の降る確率（％）の平均値」**と定義されています[5]。例えば、降水確率30％とは、30％という予報が100回発表されたとき、そのうちのおよそ30回は1mm以上の降水がある、という意味であり、降水量を予測するものではないのです。

　同様に、ある薬で心臓病が30％予防できるといった場合、100人が薬を飲ん

＊1　医学的介入の効果が不平等な仕方で発現することに関する統計学的なバックグラウンドは第8のスキルで解説しています。

だとしたら、そのうち 30 人は心臓病を発症しないということであり、30％という数値は病気の重症度に対する効果を意味しているものではありません。結局のところ、病気は起こるか起こらないかのどちらかでしかないのです。

　このように、薬やサプリメント、あるいは健康食品や食習慣の改善、運動療法などの効果には、文脈依存性や不確実性が必ず付きまといます。したがって、健康問題について言及する場合、「～すべき」や「したほうがよい」というような「あるべきこと」あるいは「なすべきこと」を端的に結論することは困難なのです。そもそも「あるべきこと」、「なすべきこと」とは、一定の解釈から導かれた結論にほかならず、その解釈とは情報作成者にとっての意見であって、世間一般で通じるような普遍的で絶対的な事実そのものではありません。

　しかし、明確に結論することができない曖昧な情報は、情報コンテンツとしての面白みや、わかりやすさに欠けることもまた事実でしょう。「薬を飲んでも、それで助かる人もいれば、そうでない人もいる、それは確率的な問題であって、この治療が必ずしもあなたを救うわけではないのです」と書かれていても、情報利用者のニーズを十分に満たすことはできないように思います。健康について関心が高まっている状況というのは、今まさに自分自身が健康上の問題を抱えて（あるいはその可能性が顕在化して）悩んでいるときです。そのような状況下で求められている情報は、文脈依存性や不確実性を孕んだ曖昧な記述ではなく、単純明快な「答え」であることのほうが多いでしょう。情報のニーズという観点からすれば、インターネット検索上位に表示される医療・健康情報の多くが、「～すべき」、「～したほうがよい」、「たったこれだけで改善する」といったような明確な論調で語られていることの理由がよくわかるかと思います。

　このことはまた、**わかりやすいことと、信ぴょう性の高さというのは、必ずしも同義ではない**ということを浮き彫りにさせます。むしろ、臨床医学論文（エビデンス）をはじめとする科学的根拠を踏まえれば、文脈依存性や不確実性を考慮せざるを得なくなります。それを丁寧に言語化してくと、極めて回りくどい言い回しになり、単純明快な記述から遠のいてしまいます。読み手によっては、「結局この薬には効果があるの？　それともないの？　どっちなの？」という、何とも煮え切らない想いを抱いてしまうこともあるでしょう。

　これまでの考察から一つだけ明確なのは、「"〜すべき"のような端的な結論を導き出している医療・健康情報は端的に信用できない」という基本原理です。「結論」は科学的根拠のような客観的な「事実」とは異質なものであり、あくまでコンテンツ作成者の「意見」なのです。そして、あらゆる意見は「〜にとって……」という仕方でしか成立しません。それは必ずしも「あなたにとって……」という内容を含んでいないのです。

　情報とは表現の一形態であり、作成者の関心や意図を広く伝えるためのツールでもあります。しかし、真に重要なことは、作成者の関心のないところにあるかもしれません。①情報作成者の意見に惑わされることなく、その前提を疑うこと、②情報のもととなった「事実」に迫り、自身の文脈を考慮しながら、不確実性の程度がどのくらい想定できるのかを見積もること、③そして自分の状況ではどうなのだろうと、改めて考えながら、さらに付け加える情報はなかったかどうかについて問いを立てること。情報を読み解くとはまさにこの一連のプロセスにほかならず、そのために必要な基本的なスキル（考え方や態度）を、本書では10のスキルとして整理しました。

　医療・健康情報を読み解くにあたり、本書では統計学や疫学に関する専門的知識を前面に出すのではなく、文章表現や情報内容の論理的整合性にも着目してみるという、一風変わったアプローチをとっています。医療・健康に関する質の高い情報、いわゆるエビデンスの読み方について解説された医学書が既に数多く出版されているなかで、そこに新しく本書を加える意義があるとすれば、それはさしあたりこの点にあるかもしれません。

　また本書は、医療を専門としていない一般の方にも、背景知識なしで読み進められるよう配慮しました。これからエビデンス情報を読み解く勉強を始めたいと考えている方のみならず、医療・健康に関する情報に興味のあるすべての方へ、医学書と一般書をつなぐ架け橋としての役割を担えるのではないかと考えています。

　次で紹介するのは、情報が表しているものが「事実」そのものなのか、それとも情報作成者の「意見」なのかを判別するスキルです。もちろん意見にも参考になるものから、そうでないものまで様々かもしれませんが、医療・健康情報を読

み解くためには情報作成者の「意見」のもとととなった「事実」に関心を向けること、まずはそこから始めてみましょう。

【参考文献】

1) Hesse BW, et al: Trust and sources of health information: the impact of the Internet and its implications for health care providers: findings from the first Health Information National Trends Survey. Arch Intern Med. 2005; 165: 2618-2624. PMID: 16344419

2) Beck F, et al: Use of the internet as a health information resource among French young adults: results from a nationally representative survey. J Med Internet Res. 2014; 16: e128. PMID: 24824164

3) Sakai Y, et al: Health information seekers in Japan: a snapshot of needs, behavior, and recognition in 2008. J Med Libr Assoc. 2012; 100: 205-213. PMID: 22879810

4) Ogasawara R, et al: Reliability of cancer treatment information on the internet: observational study. JMIR Cancer. 2018; 4: e10031. PMID: 30559090

5) 気象庁：予報の名称に関する用語. https://www.jma.go.jp/jma/kishou/know/yougo_hp/yoho.html

＼＼ 第1のスキル ／／

「事実」と「意見」そして議論の「主題」と「前提」を読み解くスキル

　医療や健康情報に限らず、情報の多くは**「事実」**と**「意見」**に分けることができます。そして、「〜すべき」、「〜したほうがよい」といった情報内容は、情報作成者の主観的な意見に該当するもので、客観的な事実とは異質なものです。

　事実から導出される意見には少なからず情報作成者の関心や価値観が入り込みます。時に、事実内容から大きく乖離してコンテンツが作成されることも少なくありません。むしろ、端的な解釈をするからこそ、わかりやすく、広く一般に注目されるコンテンツを作り出すことができるということは「はじめに」でも解説しました。

　医療や健康に関する情報を読み解く際には、まず記載内容の**事実と意見をしっかり読み分けること**が肝要です。事実と意見の区別を意識することによって、情報作成者の意見に惑わされることなく、事実内容の真偽を問うことを可能にさせてくれます。

▌1.　事実と意見

　事実とは、**誰にでも経験できる客観的な事柄**のことです。例えば、「このボールペンは100円である」というのは事実を表現した情報です。100円かどうかは、そのボールペンが販売されているお店に行き、値札を見ることによって誰でも確認することができるからです。とはいえ、事実に関する情報は必ずしも正しい事実のみが記述されているとは限りません。

　お店の値札に書かれたボールペンの値段が100円であれば、「このボールペンは100円である」という情報は正しい事実を記述した情報でしょう。しかし、ボールペンの値札が90円だったとしたら、「このボールペンは100円である」という情報は誤った事実を記述した情報ということになります。このように、事実に関する情報は、正しいのか、正しくないのか、と真偽を問うことが可能な情報といえるでしょう。

　一方、意見とは**自分の判断や自分の考え**のことです。意見は事実と異なり、調査や実験によって確認することは困難です。また意見は、その内容が正しい意見なのか、そうでない意見なのか、一義的に決めることができないことも多々あります。あらゆる意見は人それぞれ固有の価値観や目的のもとに構築され、常に「〜にとって」という仕方でしか成立しないからです。

　例えば、「100円のボールペンは安い」というのは事実ではなく意見を記述した文ですが、「安い」ということの真偽について、一律に判断することは不可能です。100円が安いと思うか、高いと思うかは、人それぞれの価値観や関心によるからです。

　意見は、**図1**のように、**推測、評価、仮説、確信、結論、理論**に分けることができますが、情報コンテンツを作成するうえでは、単に意見を述べるだけでなく、

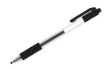

事実 ▶ 誰でも経験できる物事
　調査や実験で必ず確認できる
　正しいか正しくないかの議論が可能
　「………である」

このボールペンは100円である

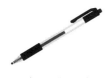

意見 ▶ 自分の判断や考え
　調査や実験で確認できないこともある
　正しいか正しくないかの議論が難しい
　「………だろう」　　　　　　　　《推測》
　「………と言える」　　　　　　　《評価》
　「………に違いない」　　　　　　《確信》
　「………であると考えられる」　　《結論》
　「………の可能性がある」　　　　《仮説》
　「………は……によって……する」《理論》

このボールペンは安い

図1　事実と意見の違い

それがどのような意見であっても、その意見を導き出した根拠を示すことが肝要です[1]。根拠を示さずに意見だけを述べても説得力がある情報コンテンツとはなりません。そして、一般的に意見の根拠となるものは「正しい（あるいは妥当性の高い）事実」でなくてはいけません。

2.　意見と事実を区別してみる

　意見と事実の区別に留意しながら例文1を読んでみてください。あくまで例文なので、この文章が主張している内容を真に受けないよう注意してくださいね。

■例文1

『○○の治療薬辞典』という書籍には、認知症を招く可能性のある薬物として、抗てんかん薬、抗パーキンソン病薬、向精神病薬、抗うつ薬、睡眠薬、消化性潰瘍治療薬、抗悪性腫瘍薬、ステロイド、鎮痛薬、ジギタリス製剤、抗結核薬、β遮断薬、経口糖尿病薬、インスリン製剤などの薬剤が記載されています。こんなにも多くの薬で認知症が引き起こされる可能性があるのです。薬を飲む際は、こうしたことに注意すべきでしょう。医師から処方された薬だからといって、安易に飲み続けると、取り返しのつかないことになる可能性があります。したがって、これらの薬は服用すべきではありません。

　さて、例文1の文章の中で事実に該当する部分と、意見に該当する部分はどこでしょうか。

『○○の治療薬辞典』という書籍には、認知症を招く可能性のある薬物として、抗てんかん薬、抗パーキンソン病薬、向精神病薬、抗うつ薬、睡眠薬、消化性潰瘍治療薬、抗悪性腫瘍薬、ステロイド、鎮痛薬、ジギタリス製剤、抗結核薬、β

＊1　ただし、数多くある事実のなかから、情報作成者の関心に都合の良い事実だけを提示することは、たとえ事実を提示していたとしても、そこには情報作成者の意見が含まれていると考えることもできます。第5のスキルでご紹介しますが、システマティックレビューという研究手法は、レビュアーの関心から独立して、偏りなく事実を集める手法の一つです。

遮断薬、経口糖尿病薬、インスリン製剤などの薬剤が記載されています

　この文章は、その内容が正しいか、正しくないかは置いておいても、『○○の治療薬辞典』という本を開けば誰しもが確認できる事実でしょう。

こんなにも多くの薬で認知症が引き起こされる可能性があるのです

　「多くの薬」かどうかは、あくまで筆者の意見と言えそうです。医薬品には様々な種類があるものの、この文章で取り上げられている種類の数が多いのか、少ないのかについては、人それぞれの価値観によるからです[2]。また「～可能性があります」というのは筆者の「推測」に該当する意見です。

　ちなみに、すべての薬が何らかの副作用を引き起こす可能性を有しています。「（何らかの副作用の）可能性がある」と言った場合、どの程度の確度でリスクが想定されるのかまで言及されていないと、本来はナンセンスな意見と言わざるを得ません。

薬を飲む際はこうしたことに留意すべきです

　「～すべき」という文章形態からも明らかなように、これは筆者の"結論"であって意見です。もちろん、一般的には、こうした薬の副作用を無視してもよいというわけではありません。しかし、状況によっては副作用リスクがほとんど問題にならないケースもあって、どこまで留意すべきかについては議論の余地があるところでしょう。

安易に飲み続けると、取り返しのつかないことになる可能性があります

　「可能性があります」というのは筆者の「推測」です。「副作用の可能性」でも指摘しましたが、大事なのは、**推測を立てることが可能か否かよりも、推測によっ**

＊2　「多さ」や「少なさ」を客観的に評価できる数値（例えば割合など）で示すことができれば、その数値を導出した根拠（事実）を示すことで、論旨の説得力を強めることができるでしょう。

て立てられた**仮説が、どの程度の事実性を有するか**ということです[3]。推測と合わせて、実際に取り返しのつかなくなった事例（事実）をいくつか紹介していれば、こうした事例からの帰納[4]によって、情報作成者の推測に対する事実性が増します。

したがって、これらの薬剤は服用すべきではありません

これは筆者の"結論"であり、事実ではなく意見です。

3. 議論の前提と主題に注意する

　さて、例文1を改めて見てみましょう。**「ある薬剤群が認知症を引き起こしてしまう可能性がある、だから飲むべきではない」**というわけですが、これは先にも述べた通り、情報作成者の意見（推測）を、最初から正しさの確定した事実のように語ったうえで、薬を飲むべきではないと意見（結論）しています。一見すると、論理的整合性がとれているようにも思えます。しかし、そもそも薬で本当に認知症が引き起こされるのか？　という事実については全く言及されていません。

　情報作成者の推測を支持する根拠（事実）は『○○の治療薬辞典』という本に記載された「認知症を招く可能性のある薬物」のみです。『○○の治療薬辞典』という本にこうした内容が書かれていることが正しい事実であったとしても、その内容そのものが事実かどうかについては議論の余地があります。「認知症を招く**可能性のある**薬物」としていることからも、この記載自体が『○○の治療薬辞典』を書いた人の意見（推測）かもしれません。薬を飲むべきか否か、という議論の**「主題」**の前に、そもそも、薬で認知症は引き起こされ得るのか、という**「前提」**に目を向ける必要があります。例文1における議論の「前提」と「主題」を

＊3　「推測」という可能性に関する意見を確率的な数値で示すことができれば、妥当性の高い事実として取り扱えます。ちなみに医学的介入効果に関する推測的可能性を客観的に示したものが、いわゆるエビデンスと呼ばれるものです（第4のスキル参照）。

＊4　帰納とは、個々の具体的な事柄から、一般的な命題や法則を導き出すことですが、これについては第2のスキルで詳述します。

整理すると以下のようになります。

> **議論の前提**：多くの薬が認知症を起こす可能性がある
> **議論の主題**：薬の内服はすべきか？

　議論の主題は薬剤を服用すべきか否かですが、例文1で挙げられている薬剤が、本当に認知症を引き起こすのか、それはどの程度のリスクなのか、薬をやめたときに懸念される健康上の被害と比べてどうなのか、薬を飲むことによって得られる恩恵はどの程度なのかなど、様々な問い立てが可能であり、それぞれの問いに対して多様な議論を展開することができるはずです。

　こうした議論を綿密に行い、薬の内服をすべきかどうか、丁寧な考察をしていくためには、やはり医学、薬学の専門知識が必要ですけれど、少なくともこの議論を飛ばして、「薬を飲むべきではない」と結論することは難しいように思います。議論の前提が、事実によって導出されていない情報作成者の意見（結論）は、多くの場合でそのまま受け入れることはできないのです。

4．議論の前提が事実によって導出されているか？

　最近では薬が過剰に投与されている状況が問題視（ポリファーマシーを巡る問題や過剰医療の問題など）され、そういった状況に対して、やや極端な医療否定論がマスメディアで取り上げられることも少なくないようです。「絶対に飲んではいけない薬」であるとか、「恐ろしい副作用を招く危険な薬」というような記事タイトルを見かけた方もおられるかもしれません。

　例文2は、なぜ薬をたくさん飲むことが悪いことなのかを説明した文章ですが、「事実」と「意見」そして議論の「主題」と「前提」を考えていくことで、情報内容の論理的整合性を吟味しやすくなります。

■例文2

> 高血圧や糖尿病など生活習慣病の多くは、薬で症状が抑えられてしまうと、痛みなどを感じるわけではないので、生活改善がなされないまま長期間過ごすことになります。そして、10年後、20年後に、心筋梗塞や脳卒中など、重大な病気を発症してしまうのです。
> だから、薬を飲むことを止め、代わりに生活習慣を改めることこそが大事だと考えています。現代人は、歩かなくなったといいます。よく歩く人でも、1日7,000歩程度です。それに対して、車や電車などなかった時代の人々は1日に3万歩も歩いたそうです。現代人が、いかに歩かなくなったということがわかるかと思います。
> インターネットが普及した現代社会では、パソコンさえあれば、いつでもどこでも人とコミュニケーションがとれる時代となりました。それはもちろん、良い面もありますが、他方で1日中パソコンに向かって仕事をしている人も多くなり、運動不足やコミュニケーション不足から心の病に苦しむ人も増えています。こういう人たちが生活習慣病や心の病が原因で、薬づけになっていくことは軽視できない問題です。

高血圧や糖尿病など生活習慣病の多くは薬で症状が抑えられてしまうと、痛みなどを感じるわけではないので、生活改善がなされないまま長期間過ごすことになります。そして、10年後、20年後に、心筋梗塞や脳卒中など重大な病気を発症してしまうのです

　糖尿病や高血圧などの慢性疾患（いわゆる生活習慣病）は、血糖値や、コレステロール値、あるいは血圧が高いということはあっても、腰が痛むとか、腹痛がするとか、そういった症状が発症の早い段階において問題になることは稀です。したがって、**「薬で症状が抑えられて」**いるかどうかについては、正しい事実とはいえないかもしれませんが、これはまた意見とも言えない記述です。

　「生活改善がなされないまま長期間過ごす」という記述についてはどうでしょうか。治療を行うなかで生活習慣を改めようとする人もいるかもしれませんが、なかなか大きく変えることができない人も少なくないでしょう。確かに、「生活習慣が改善されないまま」と言い切ることに抵抗を感じなくもありません。ですが、

こちらも明確に意見とカテゴライズできるか判断に迷うところかもしれません。

10 年後、20 年後に、心筋梗塞や脳卒中など、重大な病気を発症してしまう

　重大な病気を起こす人もいれば、そうでない人もいる、というのが妥当な事実でしょうが、薬を飲もうが飲むまいが心筋梗塞や脳梗塞を起こす人はいるように思われるので、この記載も意見というよりは事実に近いものと考えることができます[5]。

だから、薬を飲むことを止め、代わりに生活習慣を改めることこそが大事だと考えています。現代人は、歩かなくなったといいます。よく歩く人でも、1 日 7,000 歩程度です。それに対して、車や電車などなかった時代の人々は 1 日に 3 万歩も歩いたそうです。現代人が、いかに歩かなくなったということがわかるかと思います。

　「大事だと考えています」、というのは明らかに筆者の意見（結論）です。また、「歩かなくなったといいます」も意見（推測）ですが、その後に「よく歩く人でも、1 日 7,000 歩程度です。それに対して、車や電車などなかった時代の人々は 1 日に 3 万歩も歩いた」という根拠（事実）が述べられています。

　しかしこの根拠が正しい事実なのか、**出典**（統計データなどの事実や引用語の出所である書物や文献）が明記されていないので確認することができません。もちろん自分で出典を調べるということもできますが、やはり意見を述べる際にはその根拠となった事実を添えることと、その事実の出典を明記するべきだと思います（これはぼくの意見ですね）。

インターネットが普及した現代社会では、パソコンさえあれば、いつでもどこでも人とコミュニケーションがとれる時代となりました。それはもちろん、良い面もありますが、他方で 1 日中パソコンに向かって仕事をしている人も多くなり、運動不足やコミュニケーション不足から心の病に苦しむ人も増えています。こう

＊5　だからといって、薬を飲むことによって、生活習慣の改善がなされず、その結果、心筋梗塞や脳卒中を引き起こす、という連関（因果関係）があるかどうかについては議論の余地があります。因果関係については第6のスキルで詳しく論じます。

いう人たちが生活習慣病や心の病が原因で、薬づけになっていくことは軽視でき
ない問題です

　1日中パソコンに向かう人は増えているかもしれませんが、それによって、運
動不足やコミュニケーション不足になっている人が増えているかといえば、そう
ではないかもしれません。明確な根拠が添えられていない以上、この文章は事実
というよりは筆者の意見（推測）に近いものでしょう。後半部分の「見過ごせま
せん」は明らかな意見です。見過ごせるかどうかは、人それぞれの関心や価値観
に依存します。

　例文2の議論の前提と主題を整理してみます。

議論の前提：生活習慣病は生活習慣の改善で治る
議論の主題：薬はやめるべき

　議論の前提となっている「生活習慣病が生活習慣の改善で治るのか？」に対す
る事実（根拠）は述べられていないので、前提が妥当かどうか、改めて議論の俎
上に載せる必要があります。また、仮に現代人の歩数が減っているのだとしても、
歩数と生活習慣病との関連性は述べられていません。パソコンを長時間使用して
いる人と、生活習慣病や精神疾患との関連性も事実を交えた考察がなされていま
せん。他方で、例えば高血圧に対する血圧の薬は、脳卒中を予防できるとする事
実が多数報告されています [1-3]。

　以上の考察を踏まえ、例文2を改めて見てみますと、議論の前提が事実によっ
て導出されておらず、筆者の意見が、あたかも正しさの確定した事実であるかの
ように述べられていることがよくわかるかと思います。

【参考文献】
1）Neal B, et al: Effects of ACE inhibitors, calcium antagonists, and other blood-pressure-lowering drugs: results of prospectively designed overviews of randomised trials. Blood Pressure Lowering Treatment Trialists' Collaboration. Lancet. 2000; 356: 1955-1964. PMID: 11130523

2）SHEP Cooperative Research Group: Prevention of stroke by antihypertensive drug treatment in older persons with isolated systolic hypertension. Final results of the Systolic Hypertension in the Elderly Program (SHEP). JAMA. 1991; 265: 3255-3264. PMID: 2046107

3）Wright JM, et al: First-line drugs for hypertension. Cochrane Database Syst Rev. 2018; 4: CD001841. PMID: 29667175

＼＼ 第2のスキル ／／

情報の一般化可能性と恣意的な強調を読み解くスキル

　情報コンテンツを事実と意見に分けて読み解くことで、読み手は情報作成者の意見に惑わされることなく事実に関心を向けることができます。さらにはその事実の真偽を改めて議論の俎上に載せることによって、情報コンテンツの妥当性（普遍的、必然的に是認される度合い）をより深く吟味するきっかけを得ることができるでしょう。

　ここでは**帰納の問題**と**接続詞の問題**に着目し、情報の一般化可能性に関する問題と恣意的な強調がなされていないかを読み解いていきます。さらには**類比論法**を用いた新たな問題提起、反論方法をご紹介します。まずは、以下の例文を読んでみてください。

　私はインフルエンザワクチンをこれまで一度も接種したことはありません。それでもインフルエンザにかかったことはないのです。たとえワクチンを接種しなくても、手洗いやうがいをして、規則正しい生活をしていれば、インフルエンザの予防はしっかりできます。他方で、私の友人は毎年インフルエンザワクチンを接種していますが、数年に1回はインフルエンザにかかっています。インフルエンザワクチンを接種したとしても、インフルエンザにかからないわけではないのです。
　近年、お年寄りや乳幼児、妊婦などは、インフルエンザによって重篤化するリスクが高いと言われており、インフルエンザワクチンの接種が推奨されています。しかし、インフルエンザワクチンには、重い副反応が出る危険性があります。報告されている副反応には、筋肉を動かす運動神経が障害され、手足に力が入らなくなるギラン・バレー症候群、肝臓機能の障害、喘息症状、

さらには全身に急速に現れるアレルギー症状（アナフィラキシー）などが挙げられます。こうした副反応のリスクも考えれば、インフルエンザワクチンを接種するのではなく、手洗いやうがい、規則正しい生活などの予防法を重視すべきだと思います。

　さて、上記文章から受ける印象はどうでしょうか。専門知識がない方にもわかりやすく書かれているようにも思いますし、文章全体の流れについても、それはそれで筋が通っているように思います。

1.　ぼくに起こった出来事は君にも起こるのか?　―帰納の問題

　個々の具体的な事柄から、一般的な命題や法則を導き出すことを**帰納**と呼びます。過去の経験や蓄積されたデータから、法則や事実を導き出す推論方法の一つで、例えば、「このパックからこれまでに取り出した9つの卵はみんな腐っていた。だから次に取り出す卵もきっと腐っているだろう」というのは典型的な帰納的な推論です[1]。つまり、帰納的推論とは**今までもこうだったから、これからもこうだろう、という形式の推論**のことです。そして、科学的根拠に基づく情報とは、科学的根拠という客観的なデータ（事実）からの帰納によって、命題（判断を言語で表したもの）や結論を導き出している記述のことを指します。

　帰納的な推論は、ぼくたちの日常生活にもありふれており、その多くが無意識的になされています。例えば、列車が時刻表通り運行されていると確信しているのは、これまで時刻通りに列車が運行されていた過去の事実に基づく帰納的推論ですし、天気予報を参考にして傘を持つか持たないかを判断することは、これまで天気予報が大きく外れることはないという過去の事実に基づいています。前置きが長くなりましたが、帰納的推論を意識しながら例文の内容を検討していきましょう。

＊1　出典は「戸田山和久．科学哲学の冒険 サイエンスの目的と方法をさぐる．NHKブックス；2005」。帰納的推論や演繹的推論などに興味のある方は、本書を参照。

私はインフルエンザワクチンをこれまで一度も接種したことはありません。それでもインフルエンザにかかったことはないのです。たとえワクチンを接種しなくても、手洗いやうがいをして、規則正しい生活をしていれば、インフルエンザの予防はしっかりできます。

　この文章は、「私」の事例をもとに、その結果を一般化しようとしている帰納的な推論と言えます。しかし、この推論が妥当なものであるかどうかについては議論の余地があります。帰納とは、個々の具体的な事例から一般に通用するような原理・法則などを導き出すことでした。そして大事なのは、個々の具体的な事例が多ければ多いほど、原理・法則の確からしさが増大するということです。これを**確証性の原理**と呼びます[2]。

　例えば、ある薬Aを飲んだ人が、蕁麻疹を発症したとします。でも薬Aを飲んだ人のほとんどは蕁麻疹を起こしたことはありません。こうした状況において一例の事実だけでは薬Aの副作用で蕁麻疹が起こると結論することは難しいでしょう。蕁麻疹は食事や環境など、薬以外の原因によっても起こり得ますし、蕁麻疹を引き起こした唯一の原因がAであるとは、この事例だけでは決定づけられないからです。

　しかし、薬Aを飲んで蕁麻疹を起こした事例が、数多く報告された場合はどうでしょうか。事例報告が集積されればされるほど、ぼくたちは、薬Aと蕁麻疹の関連性を否定しがたくなることでしょう。薬Aに関連した蕁麻疹症例の報告数が増えるほど、「薬Aの副作用によって蕁麻疹が起きる」という命題の確からしさも増大します[3]。逆に言えば、**少数事例や偏った事例が、広く一般に適用できるとは限らない**ということです。

　この例文では、「私」で再現できたことが、他の人にも同様に再現できるかと

＊2　確証性の原理は、偶然誤差や研究結果の外的妥当性の問題と同義です。偶然誤差については第7のスキルで、外的妥当性については第5のスキルで解説します。

＊3　つまり、類似の症例数が増えれば増えるほど、偶然的に副作用が起きた可能性から、必然的に副作用が起こり得る可能性へと印象が変化するわけです。とはいえ、経験的に明らかな事例（例えば「走っている車の前に飛び出したら跳ねられる」）では、たった1例でも十分な蓋然性を有しており、複数の事例報告は不要でしょう。事例が起こり得る蓋然性の高さと、一般化するために必要な事例数は逆相関するといってもよいかもしれません。

いうと、その可能性は決して高くはありません。したがって、**「インフルエンザワクチンを接種しなくても、手洗いうがいをして、規則正しい生活をしていれば、しっかり予防はできる」**ということが、他の人に当てはまるかどうかについては議論の余地があります。

▌2．　物は言いよう─接続詞の問題

近年、お年寄りや乳幼児、妊婦などは、インフルエンザによって重篤化するリスクが高いと言われており、インフルエンザワクチンの接種が推奨されています。しかし、インフルエンザワクチンには、重い副反応が出る危険性があります。報告されている副反応には、筋肉を動かす運動神経が障害され、手足に力が入らなくなるギラン・バレー症候群、肝臓機能の障害、喘息症状、さらには全身に急速に現れるアレルギー症状（アナフィラキシー）などが挙げられます。

　この文章では、インフルエンザにかかると重篤化しやすい人たちについて述べた後、「しかし」という接続詞でつないで副反応について述べています。副反応については具体例まで挙げてかなり詳しく論じているようですが、いかがでしょうか。どうにも副反応のリスクばかりが強調されているようにも感じます。

　接続詞とは「前の語句（もしくは文）」に対する「後ろの語句（もしくは文）」の関係を示す言葉です。順接や並列など、様々な種類がありますが、本項で注目するのは**逆説の接続詞**です。以下の①〜③の文章を見てください。

---

①インフルエンザワクチンはインフルエンザの予防に有効である**が**、副反応もある。
②インフルエンザワクチンはインフルエンザの予防に有効である。**しかし、**副反応もある。
③インフルエンザワクチンはインフルエンザの予防に有効である。**ただし、**副反応もある。

　どうでしょう。3つの文章では、それぞれに逆説の接続詞が用いられ、前の事

柄から予想される結果とは逆の結果の事柄を述べる文章構造になっています。ところが、読んだ後に受ける印象は、やや異なっていることでしょう。実は逆説の接続詞といっても大きく3つに分類することができ、それぞれに強調したいことの重みが接続詞前後で変わってくるのです。先ほどの3つの文書で用いられていた逆接の接続詞、①「〜が、」、②「しかし」、③「ただし」は、それぞれ以下の3つの性質を有しています。

---

① 「〜が 、」……対比：「前の語句（もしくは文）」と「後ろの語句（もしくは文）」は重みが同じ
② 「しかし」……転換：「後ろの語句（もしくは文）」のほうが言いたいこと
③ 「ただし」……補足：「前の語句（もしくは文）」のほうが言いたいこと

　例文で用いられていた**「しかし」**は、接続詞の前の文よりも、後ろの文を強調するような表現だったのです。当然ながら、ワクチンには疾病を予防するという有効性もあります。この文脈で副反応だけを強調するのはフェアではないでしょう。**逆接の接続詞を用いた強調は、あくまでコンテンツ作成者の意見であり、本当に強調されるべき事実なのか冷静に考える必要**があります。

　また、例文で述べられている**「副反応」**という言葉にも注意が必要です。副反応といっても軽微なもの（例えば注射部位の局所的な掻痒感）から重度なものまで、また発生頻度が高いものから少ないものまで様々です。こうした曖昧性を利用して、「副反応」を「重い副反応」とか、「激しい副反応」と言い換えてしまえば、科学的には誤った文章ではなくとも、副反応をより強調するような表現を作ることができるのです。

▌3.　類比論法で反論してみる

　そもそも副反応が起こるからといって、インフルエンザワクチンの接種はすべきではないのでしょうか。よくよく考えると、これは奇妙な主張です。ワクチンに限らず、医薬品や食品、あるいは普段の生活そのものに、何かしらのリスクが伴っています。

　ある論証に対して反論を行うための方法として**類比論法**と呼ばれるものがあります。例えば、Aを相手に認めさせたいときに、それとよく似たBを持ち出して、まずBについて認めさせます。そしてAもBも同様なのだから、Aも認めるべきだと論じるわけです。

　日常生活に関わりのある自動車の運転について考えてみてください。自動車は便利ですけれど常に交通事故のリスクが付きまといます。しかし、交通事故のリスクがあるからといって自動車を運転すべきではないと考えるのは極端でしょう。あるいは「食中毒の危険性があるからお刺身は絶対に食べるべきではない」と言われても刺身を食べる人はいると思います。危険性を上回るほどの恩恵が得られるなら、人は危険性（リスク）よりも得られる恩恵（ベネフィット）を重視するからです[4]。

　このように考えれば、ワクチンの副反応ばかりを強調して、接種すべきではないと主張することは、疾病予防というワクチンの恩恵に関心を向けていない偏った意見であることがよくわかります。こうした主張の偏りに気づくためにも、危険性（リスク）は、得られる恩恵（ベネフィット）と比較したときにどう捉えることができるのか？　という視点で考えることが大切です。

＊4　行動経済学的には、「刺身を食べられない」ということを損失と捉え（他方で、刺身を食べないことによる食中毒リスク低下を利得と捉えている）、損失回避の判断を行っているとも言えます。臨床における意思決定と行動経済学に興味のある方は、「大竹文雄，他. 医療現場の行動経済学：すれ違う医者と患者. 東洋経済新報社；2018」がとても参考になります。

効果の背後に潜む様々な 要因を想像するスキル

てるてる坊主は、翌日の晴天を願い、白い布や紙で作った人形を軒先に吊るすもので、地域によって「照る照る法師」、「照れ照れ坊主」、「日和坊主」など様々な呼称があるそうです。

さて、雨が続く梅雨時、明日も天気は終日「雨」の予報です。しかし、明日はかねてより楽しみにしていた遠足の日。どうしても晴れてほしいと思ったあなたは、家の軒下にてるてる坊主を吊るしました。「どうか晴れますように」と願って床に就いた翌朝……。なんと雨はあがり、窓の外には青空が広がっていました。

てるてる坊主を軒下に吊るしたら、降り続いていた雨が翌朝に止んでいた。たとえそのような状況を前にしても、てるてる坊主に雨を止ます効果があると本気で思う大人は少ないでしょう（**図1**）[1]。天候を左右する原因は、気温や風向き、

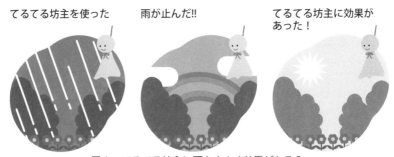

てるてる坊主を使った　　雨が止んだ!!　　てるてる坊主に効果があった！

図1　てるてる坊主に雨を止ます効果がある？

＊1　もちろんこれは現代日本人の価値観であって、時代や文化的背景が異なれば、てるてる坊主は雨避けの神として崇められているかもしれません。

気圧の変化や地域性など多岐にわたっており、それが複合的に作用しながら**「自然に雨が止んだ」**と考えるのが一般的だと思います。しかし、これが薬の効果となると、ぼくたちは途端に「自然に症状が治った」という事実を軽視しがちになります。

　例えば「広告に掲載されていた腰痛に効くというサプリメントを飲んでみた」、「サプリメントを飲んだら腰痛が消えた」、「だからこのサプリメントが効いた」という状況を考えてみてください。腰痛が消失した原因はサプリメントにあると感じる人が多いのではないでしょうか。しかし、こうした論法は「〜し**た**」、「〜となっ**た**」、「だから〜は効果があっ**た**」という構造になっており、先ほどのてるてる坊主の例と全く同じなのです。

　このような「〜し**た**」、「〜となっ**た**」、「だから〜は効果があっ**た**」という論法を、「た」で終わる3つの文で構成されているために**「三た論法」**などと呼びます。この論法で注意が必要なのは、「〜しなくても」状況が変化した可能性があり、「〜は効果があった」という結果をもたらした原因が、必ずしも「〜した」ことにあるわけではないということです。

　サプリメントの例でいえば、腰痛が軽減する原因は、自然治癒による影響、他の併用薬剤による影響、姿勢の変更やサプリメントを服用した際の安心感による影響など多岐にわたっており、サプリメントを飲む前と飲んだ後を比較しても、サプリメントが腰痛の軽減もしくは消失の唯一の原因であると結論することはできません。

▌1.　「効果」の背後に潜むものは何だろう

　医学的な介入効果に関する三た論法が正当化できない理由は**効果の多因子性**にあります[2]。つまり、ぼくたちが実際に感じ得る薬やサプリメント、あるいは食事や運動療法の効果は、純粋な治療効果だけでなく、様々な要素が複合的に影響して、主観的な効果をもたらしているということです。

＊2　医学的介入効果の多因子性については第6のスキルでも論じます。

　経済効果、ドップラー効果など、効果という言葉は様々な文脈で用いられ、非常に多義的な言葉ですが、医学的な介入がもたらす効果は"**Efficacy**"と"**Effectiveness**"にわけて考えると、その多因子性が理解しやすくなります。Efficacyは日本語で**効能**と訳されることも多いですが、これは薬やサプリメントの投与など、医学的な介入による**純粋な治療効果**そのもののことです。

　しかし、ぼくたちが普段、薬やサプリメントの効果として感じているものは、Efficacyだけではありません。実際に知覚できるような治療効果は、自然に治ったというような自然治癒や、服薬という行為に付随する様々な健康関連行動が複合的に影響することによってもたらされています。このように人が実際に知覚できる効果をEffectivenessと呼びます。様々な要因がEffectiveness形成に関わっていると考えられますが、大きく**自然治癒**、**ホーソン効果**、**ピグマリオン効果**、**プラセボ効果**などを挙げることができます（**図2**）。

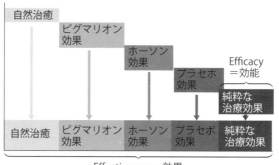

図2　「効果」の多因子性（Effectivenessを構成する要素）

2. Effectivenessを構成する自然治癒

　自然治癒とは、生体が持つ免疫機能の働きによって、病気が自然に治癒することです。そして、病気を発症してから自然治癒するまでの経過を**自然経過**と呼びます。

　小児における気道感染症の自然経過を調査した研究[1] によれば、症状が 90％消失するまでの日数は、耳痛で 7 〜 8 日、咽頭痛で 2 〜 7 日、気管支炎で 21 日、急性咳嗽で 25 日、風邪症状で 15 日と報告されています。本研究ではまた、風邪の発症から 10 日までに、約 5 割の人で症状が緩和することが示されていますが、裏を返せば、風邪を引いた人の約半数で、10 日以上、症状が持続するということです。

　自然経過による風邪症状消失までの長さは、原因となっているウイルスの種類、病状の重症度や、年齢、保有している基礎疾患、あるいは生活環境（体調管理の状況）などによっても大きく変化することでしょう。ゆっくり休むことができる環境であれば、風邪薬を飲もうが飲むまいが、症状は早期に消失するかもしれません。他方で、忙しくてゆっくりと休むことができない環境にいる人では、たとえ風邪薬を飲んだとしても症状が長引いてしまうかもしれません。

　また、自然治癒によっても風邪症状が緩和される以上、実際的に感じることができる風邪薬の効果は自然経過による影響を無視できません。薬を飲んで、「効いた」と感じられる Effectiveness（≒薬効感）は、必ずしも風邪薬の Efficacy（効能）だけではなく、自然経過による症状の軽快も含まれているのです。

　自然経過を含めた Effectiveness と薬の厳密な効果である Efficacy について、抗インフルエンザ薬を例にみていきましょう。インフルエンザにかかった場合、関節痛や発熱などの症状が現れるわけですが、抗インフルエンザ薬を飲むことによって症状の緩和が期待できます。しかし、薬を飲まなくても症状は自然治癒によって緩和します。したがって Efficacy という観点からすれば「抗インフルエンザ薬を飲んだ」、「症状が緩和した」、「だから抗インフルエンザ薬に効果があった」という論法が正当化できないことはこれまで解説してきた通りです。**薬を飲む前の状態と飲んだ後の状態を比較しても、薬の Efficacy を知ることは困難**なのです。

　抗インフルエンザ Efficacy を知るためには、抗インフルエンザ薬を**飲まなかった場合**、つまり自然経過による症状の程度を知る必要があります。そして、抗インフルエンザ薬を飲んだ場合の症状の程度との**差**をとることで Efficacy を把握することができます。

　図3に示したのは、インフルエンザ症状に対する緩和効果を視覚的に表したものです。実際には図2に示したようにホーソン効果やピグマリオン効果、あるいはプラセボ効果なども影響し得るわけですが、ここではわかりやすく自然治癒と薬の Efficacy のみを記載しました。

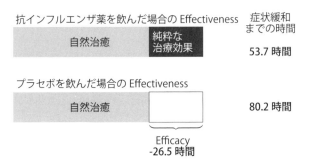

図3　薬を飲んだ場合と、自然治癒飲みの場合の Effectiveness
(Hayden FG, et al: Baloxavir marboxil for uncomplicated influenza in adults and adolescents. N Engl J Med. 2018; 379: 913-923)

　バロキサビルという抗インフルエンザ薬を服用すると、インフルエンザ症状緩和までの時間は 53.7 時間であることが報告されています[2]。他方で、薬効成分が含まれていない偽薬（これをプラセボと呼びます）では 80.2 時間でした。両者の差、つまり 80.2 − 53.7 ＝ 26.5 時間が、自然治癒がもたらす効果の大きさを差し引いたバロキサビルそのものの効果（≒ Efficacy）といえます。

　しかし、普段の日常生活において、ぼくたちは Effectiveness と Efficacy を区別して薬の効果を感じているわけではありません。そもそも、薬を飲む人にとっては自分が感じている症状の緩和が、自然治癒によるものなのか、それとも薬の Efficacy によるものなのか判別することは不可能です。したがって、Efficacy がわずかしかない、もしくはほとんどないサプリメントであっても、何となく効果があったように感じてしまうことがしばしば起こるわけです。治療効果に関する三た論法を違和感なく正当化してしまうのも、おおよそこのような理由からだと考えられます。

3. ピグマリオン効果とホーソン効果

　自然経過が与える Effectiveness への影響は、特に急性疾患で顕著と言えるかもしれません。風邪や下痢などの症状は薬を飲まなくても自然に治癒し得るからです。他方で、高血圧や糖尿病など、慢性的な経過をたどる病気ではどうでしょうか。特に生活習慣病などと言われるような病気は、日々の食事や運動なども病状の経過に影響してきます。つまり、病気の自然経過は、患者の生活習慣に少なからず影響を受けるということです。

　生活習慣は、人それぞれの健康に対する関心や価値観によって変化します。健康に対する関心が強ければ、生活習慣病と診断されても禁煙や飲酒習慣を改めたり、運動量を増やしたりと、健康を意識した生活スタイルへ変容する可能性が高まるでしょう。こうした生活スタイルの変化が健康状態に良い影響をもたらすこともあります[3]。降圧薬や血糖降下薬など、薬物治療そのものの Efficacy だけでなく、生活習慣に対する人それぞれの関心や態度による健康への影響が複雑に交じり合って、実際の治療効果、つまり Effectiveness を構築していくのです。そして、医学的な介入における**ピグマリオン効果**と**ホーソン効果**は、いずれも患者本人の関心や態度によってもたらされる健康状態への影響度と言ってもよいでしょう。

　ピグマリオン効果とは、心理行動の一つで、アメリカの心理学者ローゼンタールが提唱したことからローゼンタール効果[3]とも呼ばれます。もともとは教育心理学分野における概念であり、他人から期待を持って関わられることで、学業やスポーツの成績、作業効率などが向上する効果のことです[4]。

　例えば、小学校の教師に、優秀な生徒を集めたクラスであると伝えたとしましょう。しかし、実際には成績は関係なく、ランダムに選出した生徒たちが集められています。そのことを知らない教師は、自分が受け持った生徒達は今後、成績が伸びると思い込んで指導をすることでしょう。すると、本当に生徒の成績が教師

＊3　他方で、良かれと思って服用していたサプリメントで思わぬ副作用が出てしまったなど、健康に悪い影響をもたらすことも考えられます。

＊4　逆に、他人から期待を持たないで（悪い印象を持って）関わられることで、学業やスポーツの成績、作業効率などが下がる現象をゴーレム効果と呼びます。

の期待通りに向上するということが起こり得るのです。

　医療現場においては、医療従事者が患者さんの疾病治癒に対して積極的に関わることで、患者さんの行動が変容し、結果として治療効果が大きく出ることがあり得ます。例えば、高血圧の治療に対して、医師が積極的に治療に関わっていくことで、治療を受ける患者さんのモチベーションが高まり、生活習慣が変化したり、禁煙が成功したりなど、薬の効果とは関係なく、健康状態が改善するような環境が作り出されることは少なくないはずです。

　ホーソン効果はイリノイ州のホーソン・ウェスタン・エレクトリック工場で行われた労働者の生産性に関する研究で観察された現象です[4]。この研究では、他者から注目されることによって、労働者の生産効率が上がることが示唆されました。第三者の監視があるのとないのとで、作業効率に差が出るということは、経験的にもわかりやすいかと思います。勉強をするにしても、一人で勉強するのと、学校の先生が後ろからずっと監視している状態で勉強するのでは、集中力に差が出ることでしょう。この差がホーソン効果です。

　期待されているという心理が結果に良い影響を及ぼすという点で、ピグマリオン効果とホーソン効果は類似していますが、他人が成果を出すのか、自分が成果を出すのかといった立場の違いがあります。つまり、ホーソン効果は、他者からの注目を浴びたり期待されたりすることで、自ら成果を上げようとするもので、ピグマリオン効果は、自分の期待通りの成果を相手が出すというものです。

　医療現場においても、患者さんが信頼している治療者（医師など）に治癒を期待されていると感じることで、生活習慣などが改まり、さらには治療意識が向上し、結果として治療そのものの効果よりも大きな健康改善効果が得られる可能性があります。実際、認知症患者さんを対象とした研究では、丁寧な医療従事者によるフォローが行われると、標準的なフォローと比較して、認知機能の状態に差が出るという報告があります[5]。

　他方で、ホーソン効果は存在しないか、あってもごくわずかな影響しかない、という研究も報告されています[6,7]。医療現場において、ホーソン効果やピグマリオン効果が、将来的な健康状態に影響を及ぼしていることは間違いないと思い

ますが、どの程度の影響をもたらすのかについて、現段階ではあまり研究がなされていないようです。

4.　侮れないプラセボ効果

　プラセボとは効き目のある有効成分が含まれていない偽薬のことで、理論上は健康状態に何ら影響を与えることがない薬です。しかし、実際には、プラセボの服用によって、健康状態が改善することも多く報告されており、こうした効果を**プラセボ効果**と呼びます。プラセボ効果といっても、「それほど大きな効果ではないのではないか？」、あるいは「単に偶然の産物ではないか？」、そんな風に思われる方も多いでしょう。しかしながら、その効果はなかなか侮れないものがあります。

　急性咳嗽を有する乳幼児を対象としたランダム化比較試験[5]では、咳嗽症状改善に対するプラセボの有効性が示されました[8]。この研究では、2 〜 47 カ月の小児 120 人が対象となり、被験者はアガベシロップ投与群、プラセボ投与群、治療なしの 3 つのグループに、でたらめ（ランダム）に振り分けられています。アガベとはリュウゼンカズラ科の植物ですが、その主成分は果糖とブドウ糖であり、鎮咳作用という観点からすれば、これもまたプラセボのような薬といってもよいかもしれません。スコア（点数）で評価された咳の重症度や頻度を 3 群で比較した結果、治療なしと比べて、アガベシロップ投与群、プラセボ投与群ともに、統計学的にも意味のある水準[6]で症状が改善しました。

　また、慢性的な疼痛に対する鍼治療の有効性を検討したランダム化比較試験 39 件を統合解析[7]した研究[9]（解析対象 20,827 人）からも、プラセボ効果の大

＊5　ランダム化比較試験の詳細については第 5 のスキルで解説しますが、医学的介入の Efficacy を検出するために行われる質の高い研究手法で、冒頭で紹介した三た論法に陥ることなく、治療効果を検出することが可能です。

＊6　統計学的に意味のある水準とは、すなわち統計学的有意（研究によって示された差異が、偶然的に発生した可能性は極めて低い）ということですが、統計学的仮説検定については第 6 のスキルで解説します。

＊7　複数の研究結果を統計学的な手法を用いて統合し、より深い示唆を得ようとする研究手法をメタ分析と呼びます。詳細は第 5 のスキルで解説します。

きさに関する興味深い示唆が得られます。本研究において慢性疼痛に対する鍼治療は、鍼治療を行わない対照治療と比較して、統計学的にも意味のある水準で疼痛軽減が示されました（**表１**）。

　しかし、その効果の大きさは、比較しているグループが偽の鍼治療（プラセボ治療）だった場合と比較して、鍼治療を行わない場合のほうが大きいという結果でした。つまり、偽の鍼治療であっても、治療を何もしないよりは、症状改善効果を実感することができ、それが真の鍼治療との間の効果サイズを縮小させた可能性があるわけです。

表１　比較対照群別の鍼治療効果サイズ

対象患者	偽の鍼治療と比較した鍼治療の効果サイズ	治療なしと比較した鍼治療の効果サイズ
非特異的筋骨格系疼痛	0.30	0.54
変形性関節症	0.24	0.63
慢性頭痛	0.16	0.44

＊効果サイズは０〜１までの値をとり、１に近いほど効果が大きいことを示す
(Vickers AJ, et al: Acupuncture for Chronic Pain: Update of an Individual Patient Data Meta-Analysis. J Pain. 2018; 19: 455-474)

　プラセボ効果は外科的な手術でも起こり得ます。狭心症患者 230 人を対象に、冠動脈の狭窄を広げる手術をする群と、偽の手術（プラセボ手術）をする群を比較したランダム化比較試験[10]では、６週間後の運動能力に、統計学的に意味のある差を認めませんでした。つまり、**術後の症状改善の多くは、プラセボ効果による可能性がある**ということです。

▌ 5.　プラセボだとわかっていようがいまいがあまり関係ない?

　一般的にプラセボ効果は、被験者が実薬（有効成分を含んだ本当の薬）を服用していると信じ込むことによって発現すると考えられています。つまり、目の前のプラセボが、偽薬ではなく有効成分が含まれた本当の薬だと信じているがゆえに、薬の有効性に期待を抱き、その期待が実際に症状を改善し得るということです。ところが近年、プラセボだと知ったうえでプラセボを服用しても、健康状態

を改善する可能性が報告されています。

　臨床試験において、プラセボであることを被験者に隠さず（盲検化せず）、プラセボであることをきちんと説明したうえで服用してもらうプラセボを**オープンラベルプラセボ**と呼びます。2016 年に Carvalho らによって報告されたランダム化比較試験[11]ではオープンラベルプラセボの疼痛軽減効果が検討されました。

　この研究では、3カ月以上続く慢性腰痛患者 83 人が対象となり、プラセボ効果について説明した後、通常ケアに加えてオープンラベルプラセボを投与する群41 例と、通常ケアのみを行うグループ 42 例の 2 つのグループにでたらめ（ランダム）に割り付け、3週間後の痛みの変化が比較されました。その結果、通常ケアのみを行ったグループより、オープンラベルプラセボを服用したグループで、統計学的にも意味のある水準で疼痛が減少したのです[8]。

　こうしたオープンラベルプラセボ試験は他の疾患領域でも実施されており、過敏性腸症候群[12]、アレルギー性鼻炎[13, 14]、がん関連疲労[15]などに対する有効性が報告されています。また、過去に報告された 5 件の研究を統合解析した研究[16]においても、オープンラベルプラセボが臨床的に有益である可能性が示されています。

6.　プラセボがもたらす健康への悪影響

　プラセボだとわかって服用してもプラセボ効果を発現し得るということは、患者さんに対する治療効果の説明の仕方で、良くも悪くも何らかの臨床効果が発現する可能性があります。実際、医学的な介入に関する説明が異なると、患者さん

＊8　プラセボだと理解したうえでプラセボを服用しても、臨床的な効果が得られるというのは、なかなかインパクトのある研究結果だと思います。ただし、一つ注意が必要なのは、研究参加者の特性です。このランダム化比較試験の参加者は「"a novel mind-body clinical study of chronic low back pain"（慢性的な腰痛に対する、革新的な心身的な研究）」というコピーで、ソーシャルメディアや雑誌広告などを通じて募集されていました。したがって、研究に参加した人たちは、この研究で行われる治療法に対して、大きな期待や関心を抱いていた可能性が高いといえます。このような期待や関心が、より大きなプラセボ効果をもたらしたのかもしれません。

に現れる Effectiveness が大きく異なってくる可能性が示されたランダム化比較
試験 [17] が報告されています。

　この研究では、慢性腰痛を有する 50 人を対象に、運動器具を用いて足の屈曲
運動をしてもらっています。参加者は、研究の実施前に、「運動をすると疼痛が
増加する」と説明されたグループと、「運動しても痛みは増加しない」と説明を
受けたグループに、でたらめに割り付けられました。その結果、痛みが増えると
説明されたグループでは本当に痛みが増加し、痛みが増えないと説明された群で
は、痛みが低下するという結果が示されたのです。

　プラセボ効果とは、プラセボがもたらす有益な治療効果のことですが、逆に治
療効果に悪い影響を与えるものを**ノセボ効果**と呼びます。つまり、患者さんの思
い込みから、薬の作用とは無関係に副作用が出てしまう現象のことです。実際、
コレステロール低下薬のスタチンという薬では、その副作用の多くがノセボ効果
である可能性を報告しています [18]。この他、ノセボ効果に関しても複数の研究
報告がありますが、副作用の説明の仕方一つで、本当にその薬の特異的な副作用
を誘発させてしまう可能性を示唆した研究 [19] をご紹介しましょう。

　この研究では、抗うつ薬に関する 143 件の臨床試験（ランダム化比較試験）デー
タを用いて、三環系抗うつ薬プラセボと、選択的セロトニン再取り込み阻害薬
（SSRI）プラセボの有害事象を比較されました。一般的に、臨床試験を実施する
に当たり、被験者に対して、服薬してもらう薬に関する詳細な説明がなされます。
当然ながら副作用に関する説明もなされていたはずです。

　作用機序の違いから、三環系抗うつ薬は、SSRI に比べて、口渇や便秘など副
作用の発生頻度が高いと考えられますが、三環系抗うつ薬プラセボと SSRI プラ
セボはどちらもプラセボであり、理論上は副作用頻度に違いはありません。しか
し、この研究では SSRI プラセボと比べて、三環系抗うつ薬プラセボで、口渇が 3.5
倍、傾眠が 2.7 倍、便秘が 2.7 倍、統計学的にも意味のある水準で多いという
結果が示されました。このことは、同じプラセボであっても、薬剤効果の説明方
法によって、発現し得る症状が変化する可能性を示しています。

　また、プラセボ群、治療実施群、治療未実施群を比較して有害事象の発生割合

を比較検討した研究[20]では、有害事象発生割合はプラセボ群で6.51%と、治療実施群の5.93%とほぼ同等であり、治療未実施群の4.25%と比較して、むしろ多い傾向にあることが示されています。

　プラセボ効果と同様にノセボ効果の発現頻度は決して稀なものではありません。表2に示したのは臨床試験におけるノセボ効果の発現頻度[21]の一覧です。疾患領域で頻度にばらつきがありますが、その発生頻度の高さは軽視できません。

表2　臨床試験におけるノセボの発現頻度

疾患領域	ノセボ発現頻度
片頭痛の対症的治療	18.45%
片頭痛の予防的治療	42.78%
緊張型頭痛の予防	23.99%
てんかん	60.80%
多発性硬化症	74.40%
パーキンソン病	64.70%
神経障害性疼痛	52.00%
レストレッグス症候群	45.36%
持続性抑うつ障害	57.00%

(Chamsi-Pasha M, et al: Minimizing nocebo effect: Pragmatic approach. Avicenna J Med. 2017; 7: 139-143)

7.　「効果があった」の背後に存在する様々な要因を想像する

　これまで見てきたように、一般的に、薬やサプリメントを飲んで「効果があった」といった場合、その効果は薬やサプリメントのEfficacyではなく、Effectivenessを指しています。そもそも厳密なEfficacyを定量的に示すことはかなり困難だと言わざるを得ません[9]。人を対象にした臨床試験においても、厳密なEfficacyを検出することは簡単ではないのです。

＊9　そのなかでもプラセボ対照二重検ランダム化比較試験はEfficacyを定量化するための優れた研究手法であると言えます（第5のスキル参照）。

　例えば、のどの痛みに漢方薬である桔梗湯が有効であるという研究報告[22]が
あります。この研究では上気道感染症の診断を受けた40人が対象となっており、
被験者には桔梗湯を1杯のお湯で溶かして服用をしてもらっています。その結果、
服用前と比較して服用後で咽頭通の度合いが低下したという結果でした。しかし、
この結果をもってして、桔梗湯に咽頭痛軽減効果があると言えるでしょうか。も
ちろん、「ない」とも明確に結論できませんけれど、この研究手法の流れを追っ
てみると、冒頭に紹介したてるてる坊主の事例と同型であることに気がつきます
（図4）。

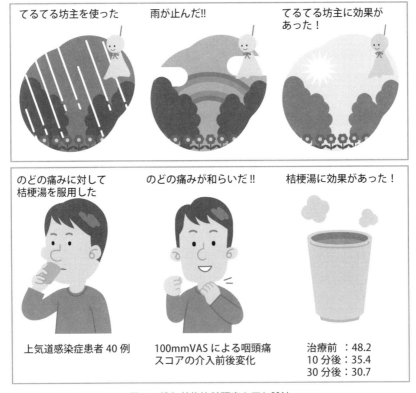

図4　投与前後比較研究と三た論法

(Ishimaru N, et al: Rapid effects of Kikyo-to on sore throat pain associated
with acute upper respiratory tract infection. J Complement Integr Med. 2013;
11: 51-54)

　服用後 30 分で咽頭痛が自然治癒するとは考えにくいですが、服用前後での疼痛軽減効果にはプラセボ効果の影響は無視できないでしょう。また実験環境下ですからホーソン効果やピグマリオン効果の影響も少なからず存在するかもしれません。少なくとも得られた効果のすべてが桔梗湯によるものだとは言えないのです[10, 11]。

　このように投与前後比較で効果を検討している研究では、常に「三た論法」に陥っていないかを注意する必要があります。投与前後比較によって効果の大きさを知りたい場合、示された効果が治療薬の Efficacy そのものではないということを前提に、治療薬以外にどのような要素によって Effectiveness が構成されているのかを想像してみることが肝要です。

＊10　風邪による咽頭痛の多くは食事で軽減すると言われています[23]。桔梗湯の服用だけでなく、水うがいや牛乳うがい、あるいは「から揚げ」を食べることでも咽頭痛が消失したかもしれませんね。

＊11　ちなみに風邪患者に対して、共感を意識した医療面接をすると、風邪症状の期間が1日短縮され、症状の強さも軽減される傾向にあるという文献も報告[24]されています。このように病状の改善には、治療薬の効果そのものだけでなく、様々な要因が複雑に影響しているのです。

【参考文献】

1) Thompson M, et al: Duration of symptoms of respiratory tract infections in children: systematic review. BMJ. 2013; 347: f7027. PMID: 24335668

2) Hayden FG, et al: Baloxavir marboxil for uncomplicated influenza in adults and adolescents. N Engl J Med. 2018; 379: 913-923. PMID: 30184455

3) Rosenthal R, et al: Pygmalion in the classroom, Holt, Rinehart & Winston. 1968.

4) Elton M. The human problems of an industrial civilization. New York: Macmillan, 1933.

5) McCarney R, et al :The Hawthorne effect: a randomised, controlled trial. BMC Med Res Methodol. 2007; 7: 30. PMID: 17608932

6) McCambridge J, et al: Systematic review of the Hawthorne effect: new concepts are needed to study research participation effects. J Clin Epidemiol. 2014 ; 67: 267-277. PMID: 24275499

7) Goodwin MA, et al: The Hawthorne effect in direct observation research with physicians and patients. J Eval Clin Pract. 2017; 23: 1322-1328. PMID: 28752911

8) Paul IM, et al: Placebo effect in the treatment of acute cough in infants and toddlers: a randomized clinical trial. JAMA Pediatr. 2014; 168: 1107-1113. PMID: 25347696

9) Vickers AJ, et al: Acupuncture for Chronic Pain: Update of an Individual Patient Data Meta-Analysis. J Pain. 2018; 19: 455-474. PMID: 29198932

10) Al-Lamee R, et al: Percutaneous coronary intervention in stable angina (ORBITA) : a double-blind, randomised controlled trial. Lancet. 2018; 391: 31-40. PMID: 29103656

11) Carvalho C, et al: Open-label placebo treatment in chronic low back pain: a randomized controlled trial. Pain. 2016; 157: 2766–2772. PMID: 27755279

12) Kaptchuk TJ, et al: Placebos without deception: a randomized controlled trial in irritable bowel syndrome. PLoS One. 2010; 5: e15591. PMID: 21203519

13) Schaefer M, et al: Open-Label Placebos Improve Symptoms in Allergic Rhinitis: A Randomized Controlled Trial. Psychother Psychosom. 2016; 85: 373-374. PMID: 27744433

14) Schaefer M, et al: Why do open-label placebos work? A randomized controlled trial of an open-label placebo induction with and without extended information about the placebo effect in allergic rhinitis. PLoS One. 2018; 13: e0192758. PMID: 29513699

15) Hoenemeyer TW, et al: Open-Label Placebo Treatment for Cancer-Related Fatigue: A Randomized-Controlled Clinical Trial. Sci Rep. 2018; 8: 2784. PMID: 29426869

16) Charlesworth JEG, et al: Effects of placebos without deception compared

with no treatment: A systematic review and meta-analysis. J Evid Based Med. 2017; 10: 97-107. PMID: 28452193

17) Pfingsten M, et al: Fear-avoidance behavior and anticipation of pain in patients with chronic low back pain: a randomized controlled study. Pain Med. 2001; 2: 259-266. PMID: 15102230

18) Gupta A, et al: Adverse events associated with unblinded, but not with blinded, statin therapy in the Anglo-Scandinavian Cardiac Outcomes Trial-Lipid-Lowering Arm (ASCOT-LLA) : a randomised double-blind placebo-controlled trial and its non-randomised non-blind extension phase. Lancet. 2017; 389: 2473-2481. PMID: 28476288

19) Rief W, et al: Differences in adverse effect reporting in placebo groups in SSRI and tricyclic antidepressant trials: a systematic review and meta-analysis. Drug Saf. 2009; 32: 1041-1056. PMID: 19810776

20) Howick J, et al: Rapid overview of systematic reviews of nocebo effects reported by patients taking placebos in clinical trials. Trials. 2018; 19: 674. PMID: 30526685

21) Chamsi-Pasha M, et al: Minimizing nocebo effect: Pragmatic approach. Avicenna J Med. 2017; 7: 139-143. PMID: 29119079

22) Ishimaru N, et al: Rapid effects of Kikyo-to on sore throat pain associated with acute upper respiratory tract infection. J Complement Integr Med. 2013; 11: 51-54. PMID: 24356393

23) 岸田直樹．誰も教えてくれなかった「風邪」の診かた 重篤な疾患を見極める！医学書院；2012：32.

24) Rakel DP, et al: Practitioner empathy and the duration of the common cold. Fam Med. 2009; 41: 494-501. PMID: 19582635

論証の妥当性と、根拠の質から 情報の信頼性を読み解くスキル

　ぼくたちの身の回りには様々な医療・健康情報が存在していますが、それが必ずしも信頼性の高い情報のみではないことは、これまでも繰り返し述べてきました。では信頼性の高い情報とそうでない情報、いったい、何が大きく異なっているのでしょうか。これについては様々な観点から議論を加えることができますが、ここでは**「論証の妥当性」**と**「提示された根拠の質」**という2つの観点から、医療・健康情報の信頼性について考えていきたいと思います。

1. 論証の妥当性を考える

　ぼくたちは普段、根拠や理由という言葉の区別をあまり意識せずに使っています。こうした言葉の厳密な区分はなかなか難しいように思いますが、哲学者の野矢茂樹さんは「大人のための国語ゼミ」[1]という本のなかで、**"「なぜ?」という問いに対する答えを「理由」"**としています。そして理由のなかでも、**「なぜその結果が引き起こされたのか?」の答えを原因、「なぜそう主張することができるのか?」の答えを根拠**と分類しています[1]。

　例えば、「なぜ転んだのか?」に対する答えは「足元に石ころがあったからだ」ということになるかもしれませんが、この答えは根拠というよりは、「転んだ」という現象を引き起こした原因に相当するものでしょう。ちなみに、**原因と結果の関係を因果関係と呼びます**。他方で、「なぜワクチン接種が推奨されるのか?」

＊1　他方で、誰かが何かをすることに対して「なぜか?」を返すのが「理由」、物事の結果に対して「なぜか?」を返すのが「原因」と分類することもできそうです。

に対する答えは「感染症の発症を予防できる」という根拠に基づいています[2]。そして、**根拠を示して意見に説得力を与えることを論証**と呼びます。

　図1は「論証の妥当性」と「提示された根拠の質」の2つの軸を用いて、信頼性の高い医療・健康情報の位置づけを示したものです。論証の妥当性が高くても、科学的な根拠に裏打ちされていなければ、いわゆる偽の医学情報となってしまいます。他方で、情報のなかで提示されている根拠が、たとえ質の高いものであっても、論証の妥当性が低ければ、情報コンテンツ作成者の意見に説得力は付加されません。次項では妥当性の低い論証の代表例として「循環論法」と「事前確率無視の問題」を取り上げ、その問題点を示します。

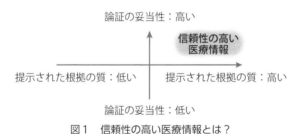

図1　信頼性の高い医療情報とは？

2. 循環論法とは何か？

　循環論法は、**証明すべき結論を前提に用いている論法**のことで、論点先取りとも呼ばれます。例えば、「『銀河鉄道の夜』は名作である。なぜなら『銀河鉄道の夜』はすばらしい作品だからだ」という主張は典型的な循環論法であり、結局のところ、『銀河鉄道の夜』が名作であるという根拠は何一つ述べられていません。**図2**を見てもらえれば明らかですが、**循環論法では全く論証が成立していない**のです。

＊2　根拠と原因を明確に区別できないという指摘もあります。例えば「なぜ花火大会が中止になったのか？」に対する答えとして「台風が接近しているからだ」という答えは原因でもあり、根拠にもなり得ます。

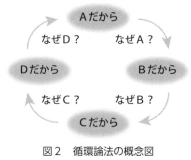

図2　循環論法の概念図

　循環論法と似たものに**トートロジー**があります。トートロジーとは、ある事柄を述べるのに、同義語または類語を反復させるもので、「AはAである」というような主張のことです。例えば、「力とはパワーだ」、「無関心とは、関心がないということだ」、「忘却とは忘れ去ることなり」、あるいは「頭痛で頭が痛い」などもトートロジーです。

　トートロジーは基本的にワン・センテンスなので、同義反復になっていることに気がつきやすいかもしれません。また、修辞技法、つまりレトリック（文章表現）として用いることもあります。「あなたは、あなたであって、それ以上でもそれ以下でもないはずだっ！」なんて書かれていると、何やら文学的なにおいさえしてきますよね。他方で、循環論法では、文章が長く複雑になるほど、循環が目立たなくなり、何となく説得力を帯びた文章のように感じてしまうこともあります。循環論法を意識しながら例文1を読んでみましょう。

■例文1

> スタチンと呼ばれる薬剤でしばしば起こる横紋筋融解症という副作用は恐ろしい。確かに副作用が出ない人もいるかもしれない。しかし、その多くは副作用が出ていたとしても、報告がなされない。なぜなら恐ろしい副作用だから。

　横紋筋融解症とは薬や外傷などが原因となって、筋肉が損傷する疾患のことで

す。薬が原因となることはごく稀ですけれど、ひとたび発症すると、腎臓に大きな負担がかかり、重篤な状態に陥ってしまうこともあります。では、例文1のそれぞれの文章を追いながら、何が問題なのかを確認していきましょう。

① 「スタチンと呼ばれる薬剤でしばしば起こる"横紋筋融解症"という副作用は恐ろしい」→ ② 「確かに副作用が出ない人もいるかもしれない」→ ③ 「しかし、その多くは副作用が出ていたとしても、報告がなされない」→ ④ 「なぜなら恐ろしい副作用だから」

　「AはBである。なぜならBはAだからだ」といった程度の循環論法であれば、容易に気づくことができるかと思いますが、文章が長くなると循環が目立たなくなります。しかし、①（最初の文）と④（最後の文）の主張だけを取り出してみると、「AはBである。なぜならBはAだからだ」という主張になっており、例文1も循環論法に陥っていることに気づけるかと思います。この場合、「AはBである」という主張に対する根拠は何も述べられていないのと同じです。

3. 事前確率無視の問題

　事前確率無視の問題とは、**もっともらしい仮説を無視、ないしは軽視する**というものです[2]。このテーマの例として、タクシー問題がよく用いられます（例文2）。

■例文2

> ある町ではタクシーは緑色か青色の2色しかなく、タクシー全体の85％は緑色、そして残りの15％が青色である。そのようななか、この町でタクシーによるひき逃げ事件が発生してしまった。幸いなことに目撃者がおり、「犯人は青色タクシーだった」と証言した。警察はこの証言の信頼度を確かめるために、事件当時と同様の条件で、目撃者にタクシーの色の区別させるテストしたところ、80％の確率で正しく識別できることが証明された。

——さて、犯人は何色のタクシーに乗っていたでしょうか？

　青色タクシーが犯人と思った方は少なくないと思います。目撃者は8割の確率で正しくタクシーの色を識別できるのですから、この目撃者が、タクシーは青色と証言したのなら、その信頼性は80%というわけです。しかし、ここで冷静に考えてみましょう。例えば、目撃証言がなかった場合の確率はどうなるでしょうか。街全体のタクシーのうち、緑色のタクシーが85%なのですから、犯人が緑色のタクシーである確率はそのまま0.85となります。対して犯人が青色のタクシーである確率は0.15になるはずです。

・緑色のタクシーが犯人である確率：0.85
・青色のタクシーが犯人である確率：0.15

　いかがでしょうか。目撃者がタクシーの色を判定できるかどうか以前に、犯人は緑色のタクシーであった可能性のほうが圧倒的に高いのです。

　さて、目撃者は80%の確率で青色タクシーを青色であると正しく判断することができるのでした。したがって、**青色のタクシーが犯人で、目撃証言も正しい確率は0.15 × 0.8 = 0.12（12%）**となります。一方で青色タクシーと証言したとしても、見間違いで本当は緑色タクシーだった可能性もあります。**緑色のタクシーが犯人で、誤って青色タクシーと証言してしまった確率は0.85 × 0.2 = 0.17（17%）**です。つまり、目撃証言が80%正しかったとしてもなお、犯人が緑色のタクシーである確率のほうが高いことがわかります。

　ではなぜ、青色タクシーが犯人だと思い込みやすいのでしょうか。その理由は、事前確率に関心が向けられていなかったためです。「目撃証言は80%の確率で正解をはじき出す」という根拠が提示されていると、目撃証言の内容に説得力が付加されているように感じます。このような認知の偏りをヒューリスティックと呼びます。人は想起しやすい事柄や事項を優先して評価する傾向にあるのです。

　しかしながら事前の確率を見積もれば、そもそも青色タクシーが犯人である確率（証言がなかった場合の事前確率）は最初から低いのです。事前の確率が無視、ないしは軽視されることによって、本来的な確率を見誤ってしまうということがおわかりいただけたかと思います。これを**事前確率無視の問題**、あるいは**基礎比率の無視**と呼びます。では続けて、例文3を読んでみましょう。

■例文3

> コレステロールを下げるスタチンという薬がもたらす最も危険な副作用は、筋肉が融ける横紋筋融解症だ。実際、厚生労働省も注意喚起を行っている。横紋筋融解症では、筋肉痛、手足のしびれ、力が入らないといった症状のほか、重症化すると腎臓の機能に障害が出ることもある。横紋筋融解症を発症すると15％もの人が死亡するという文献報告さえある。自分のコレステロール値を、本当にこれだけの副作用のリスクをとってまで下げるべきものなのか、一度考え直してみる必要があるだろう。

　どうでしょうか。横紋筋融解症が恐ろしい副作用であることの根拠として、発症者の「15％が死んでしまう」という記載があります。実際、横紋筋融解症を発症した112例の解析報告[3]によれば、17例で死亡しており、死亡割合は15％であることが示されています。このように記載されると、スタチン系薬剤にはとても恐ろしい副作用があって、「副作用のリスクをとってまで下げるべきものなのか、一度考え直してみる必要がある」という主張には強い説得力を感じるのではないでしょうか。

　しかし、ここで事前確率について冷静に考える必要があります。そもそも横紋筋融解症はめったに起こる副作用ではありません。横紋筋融解症に限らず、一般的な医薬品において、重篤な副作用が発生することは極めて稀です[3]。

　スタチン系薬剤による横紋筋融解症の発生頻度については、シンバスタチンやアトルバスタチンで年間10万人当たり4.2件という報告[4]があります。この頻度は死に至らない症例も含めての数ですから、横紋筋融解症によって死亡する人の数は桁1つ少なくなります。ちなみに交通事故による死亡者は年間で10万人当たり3人[5]ですから、横紋筋融解症で死亡する確率は、交通事故で死亡する確率よりもはるかに低いのです。

＊3　稀でなければ、医薬品として承認されません。もちろん重篤な副作用が稀にしか起こらないからといって、そのリスクを軽視してよいわけではありません。後述しているように、医学的介入により得られるベネフィット（恩恵）が大きければ、稀なリスクよりもベネフィットを重視することもありますし、ベネフィットが小さければリスクを重視することもあるでしょう。

　他方で、スタチン系薬剤は、一般的に心臓病の発症リスクを 20％ほど低下させることが示されています[6]。また、スタチンの有効性、安全性に関する文献[7]によれば、アトルバスタチン（40mg/ 日）では、1万人に5年間投与することで、心臓病の再発予防効果が 1,000 人（10％）に、新規の心臓病予防効果が 500 人（5％）に期待できると報告されています。一方で、筋肉痛などの副作用は5例、このうち1人で横紋筋融解症を発症すると見積もられています。

　横紋筋融解症の発症頻度と比べれば、心臓病の発症予防効果は相対的に大きいと言えるでしょう。もちろん発生頻度が少ないからといって、副作用を無視あるいは軽視すべきではありませんが、「自分のコレステロール値を、本当にこれだけの副作用のリスクをとってまで下げるべきものなのか、一度考え直してみる必要があるだろう」という論証が成功しているかといえば、必ずしもそうではないことがおわかりいただけるかと思います。

4.　提示された根拠の質を考える

　これまで見てきた通り、根拠がしっかり提示されていても、論証の質が低ければ、主張されている意見内容の妥当性も低くなってしまいます。他方で、適切な論証が行われていたとしても、なぜそう主張することができるのかに対する答え、つまり根拠の質が低ければ、情報としての信頼性もまた低下します。

　例えば、例文3で「横紋筋融解症を発症すると 15％もの人が死亡するという文献報告」というのは一つの根拠です。しかし、この 15％という値は横紋筋融解症を発症した 112 例の解析であって、スタチン系薬剤を服用したけれども横紋筋融解症を起こしていない人は含まれていません。

　もし仮に、例文3で「スタチン系薬剤を服用した人 1,000 人とスタチン系薬剤を服しなかった人 1,000 人を比較すると、スタチンを服用していた人で5倍ほど横紋筋融解症の発生頻度が高く、スタチン系薬剤服用者における横紋筋融解症での死亡率は 15％であった」という情報が提示されていたら、いかがでしょうか。「自分のコレステロール値を、本当にこれだけの副作用のリスクをとってまで下げるべきものなのか、一度考え直してみる必要があるだろう」という意見（筆者の結論）に対する説得力は少なからず強まるように感じませんか？

　同じ論証の仕方でも、**提示された根拠によって、大きく説得力が変化する**のです。したがって、情報コンテンツに提示された根拠の質を見抜く力も医療・健康情報を読み解くうえで重要なスキルとなります。根拠の質に関して、その詳細は次の第5のスキルで詳しく論じますが、以下ではそもそも根拠とは何かについて考えていきます。

　第1のスキルでは「事実」と「意見」の区別を取り上げました。ここで述べる根拠とは、事実とほぼ同等のものと考えてもよいでしょう。**根拠は意見の信ぴょう性を支え、論旨の説得力を強化するために提示される**わけです。根拠に基づかない推測はただの憶測でしかありませんよね。また第2のスキルで取り上げた「帰納の問題」では、少数事例や偏った事例が、広く一般に適用できるとは限らないことを示しました。少数事例や偏った事例は意見を支える根拠の一つではありますが、それは意見内容を一般化できるほど強い根拠とは言えません。

　根拠は、保健医療分野においては**「エビデンス」**[4]と呼ばれ、エビデンスを踏まえたうえで医学的判断を行う医療者の行動スタイルを Evidence-Based Medicine：EBM と呼びます。とはいえ、一口にエビデンスといっても様々です。冒頭でご紹介した根拠の定義は、「"なぜそう主張することができるのか？"の答え」でした。医療・健康情報において、「そう主張できるのはなぜか」と考えたとき、過去に経験した事実だから、あるいは、その分野の権威と言われるような専門家の意見に基づいているから、などの理由を挙げることができるでしょう。確かに体験談や経験談、あるいは世界的権威者による意見もエビデンスの一つかもしれません。しかし、医療・健康情報において、通常これらを質の高いエビデンスとしては扱いません。

　医学や薬学も自然科学の一分野である限りにおいては、科学的であるべきでしょう。では、そもそも科学的である、とはどういうことでしょうか。科学的とは、「論理的・客観的・実証的であるさま」という意味を含んだ言葉です。一般的に、医療・保健衛生分野でエビデンスや根拠と言った場合、実験や調査などの

＊4　なお、本書の各章末に参考文献として記載されているものが基本的にはエビデンスです。本書の主張内容を支持する客観的データを提示することで、論証を行っているのです。第3のスキルでは24件（うち1件は書籍なので厳密には23件）のエビデンスを引用し、薬剤効果の多因子性について論じたことになります。

研究結果、つまり主観的な意見ではなく、客観的な事実のことを指します。

┃ 5.　経験談・体験談、権威者の意見で問題となるもの

　経験談や体験談は、その人が過去の記憶（経験や体験）を正確に覚えているかどうかという点において、客観性が担保されません。ぼくたちは過去の事実そのものに直接アクセスすることができないからです。「過去」なるものを手の平に載せじっくり眺めることはできせんし、「過去」を今現在において直接経験することはタイムマシーンでも存在しない限り不可能でしょう。過去は**想起**というプロセスを通じて、人間の解釈を交えながら頭の中で再構成されるものなのです。そして、その再構成の仕方は人それぞれの関心に応じてゆがめられることもしばしばあります[5]。

　古代ローマの政治家、軍人、そして文筆家でもあったガイウス・ユリウス・カエサルは「多くの人は、見たいと欲する現実しか見ていない」と言いました。見たいものしか見ないとは言わないまでも、ぼくたち人間は自分にとって都合のよい情報を選択的に選び、都合の悪い現実を見ると、それを自分の都合の良いように捻じ曲げて解釈する傾向があります。つまり、印象に残ったものは強く想起し、そうでないものは記憶にすら残らないということです。こうした想起における思い出し方の偏りを**想起バイアス**[6]と呼びます。

　とりわけ**「飲んだ、治った、だから効いた」**という三た論法は、薬を飲んだこと以外の要因に対する関心度が低く、薬を飲んだという過去の記憶だけが強く想起され、それが治癒という現象と結び付けて考えてしまう想起バイアスの一種と考えることもできます。人はたまたま偶然起こった現象に対しても、そこに原因と結果の連関、つまり因果関係として捉えてしまう傾向があるのです。経験談・体験談は情報内容に信ぴょう性を付加するエビデンスには違いありませんが、十分な客観性を備えているとは言えません。

＊5　したがって、過去の出来事は確かに事実かもしれませんが、情報化された過去は純粋な事実ではあり得ないのです。

＊6　バイアスについては第7のスキルで詳しく論じます。

　では権威者の意見はどうでしょうか。膨大な量かつ、最先端の専門知識を有する世界的に有名な研究者であっても、人である限りは、経験談・体験談と同様に、想起バイアスをなくすことはできません。あるいは、様々な情報を熟知しているがゆえに、意図的に自分にとって都合の悪い情報を提供せず、逆に自身の都合の良い情報だけしか提供していないかもしれません。とりわけ注意すべきは**利益相反**の問題です。これについては第7のスキルで詳細に論じますが、ある製薬会社から多額の研究費や講演料などの資金提供を受けている場合、その製薬会社にとって都合の悪い情報はあまり提供しないということが起こり得ます。

▌6．エビデンスの質を担保するもの

　エビデンスの質を担保している要素として重要なのが**再現性**や**普遍性**です。再現性とは同じ方法を行えば誰でも同じ結果が導ける性質であり、普遍性とは少数の事例に限らず、広く一般に妥当する性質のことです[7]。

　これまで述べてきたように「経験談・体験談」、「権威者の意見」も情報コンテンツの信頼性を支えるエビデンスであることは間違いありません。しかし、経験や体験というのはその場1回限りの出来事かもしれません。たとえ同じような状況が再び訪れたとしても、全く同様な仕方で出来事が発生するかは定かではありませんし、ましてや他の人も同じ経験をすることができるなんて保証はどこにもありません。

　これはまた権威者の意見についても同様に言えることでしょう。経験談・体験談にしろ、専門家の意見にしろ、両者は「意見」でしかなく、「事実」そのものではないのです。そして、あらゆる意見は「〜にとって」という仕方でしか存在せず、再現性や普遍性は決して高いとは言えません（**表1**）。

＊7　詳細は第5のスキルで論じますが、**再現性は内的妥当性、普遍性は外的妥当性**と同義です。

表1　情報の種類とその問題点

情報の種類	妥当性を巡る主な問題点	再現性・普遍性
経験談・体験談	・少数の偏った事例からの帰納の問題 ・想起バイアス ・三た論法の問題	低い
世界的な権威者の意見	・少数の偏った事例からの帰納の問題 ・想起バイアス ・利益相反の問題	
観察・実験データ （質の高いエビデンス）	・小規模研究であれば帰納の問題 ・研究手法上の限界	高い

　再現性や普遍性の高い観察・実験データ、つまり質の高いエビデンスは**学術論文**として世間に公開されることが一般的です。とはいえ、テレビや週刊誌などのマスメディアで、学術論文がそのまま紹介されることはまずありません。専門用語で記載された論文情報を広く一般の方にもわかりやすく紹介するには、情報を加工する必要があります。このわかりやすく加工する段階において、コンテンツ作成者の偏った関心に基づく情報の切り出しが行われることも少なくないのです。

　マスメディアの医療・健康情報の信頼性が低い理由の一つとして、論文情報の加工過程に歪曲や、都合よく切り出しが行われていること、あるいは、そもそも論文情報を踏まえず、経験談や体験談のみでコンテンツを作っていることなどが挙げられます。医療・健康情報から恣意的な意見を排除し、事実そのものに迫るには、やはり論文情報自体へアクセスする必要があります。とはいえ、専門的な情報をどう紐解いていけばよいのでしょうか。次からはいよいよ、論文情報のような質の高いエビデンスを読み解くスキルについて解説していきます。

【参考文献】
1）野矢茂樹．大人のための国語ゼミ，山川出版；2017：185.
2）Bar-Hillel M. The base-rate fallacy in probability judgments. Acta Psychologica. 1980; 44: 211-233. Doi：10.1016/0001-6918（80）90046-3
3）Mendes P, et al: Statin-induced rhabdomyolysis: a comprehensive review of case reports. Physiother Can. 2014; 66: 124-132. PMID: 24799748
4）Law M, et al: Statin safety: a systematic review. Am J Cardiol. 2006; 97: 52C-60C. PMID: 16581329
5）警視庁交通局　平成 29 年における交通死亡事故の特徴等について；https://www.npa.go.jp/toukei/koutuu48/H29siboubunnseki.pdf
6）Taylor F, et al: Statins for the primary prevention of cardiovascular disease. Cochrane Database Syst Rev. 2013; CD004816. PMID: 23440795
7）Collins R, et al: Interpretation of the evidence for the efficacy and safety of statin therapy. Lancet. 2016; 388: 2532-2561. PMID: 27616593

妥当性の高い研究データを判別するスキル

《　1．因果効果検出をめぐる問題　》

　第4のスキルで解説したように、情報の質を支えている根拠とは主観的な**意見**ではなく、妥当性に優れた実験結果や研究データなどの客観的な**事実**のことでした。本書では以降、このような普遍性・再現性の高い客観的な事実を単に**エビデンス**と呼ぶことにします。

　医療・健康情報においては、エビデンスを引用することで、情報内容の科学的妥当性が向上します。しかしながら、エビデンスといっても一枚岩ではありません。実験結果や研究データというと、動物実験を想像する方も多いと思います。あるいはアンケート調査の結果なども客観的な事実であることに違いはありません。様々なエビデンスが存在するなかで、保健・医療分野において重要な知見となり得るのは、**健康状態の変化をもたらした原因が、薬やサプリメント、あるいは食事・運動療法など、医学的介入（あるいは曝露）であることを示しているかどうか**です。

　後ほど論じますが、動物実験で得られた研究データを、そのまま人間の健康状態に当てはめて考えることができるかについては議論の余地があります。また、医学的介入の実施前と後を比較して、健康状態の変化を評価したデータについても、純粋な医学的介入そのものの効果、つまり Efficacy を評価できているわけではありません。介入前後比較というのは**三た論法**の成立条件を十分に満たしているからです。

　医学的介入の効果について、人を対象とした研究データであれば、健康状態に

与えた影響の原因に関する情報は少なからず含まれています。しかし、その原因が医学的介入によるものかどうかを判断できるデータとは限りません。これについては、（第3のスキルでも示した）**図1**を見ると理解しやすいと思います。

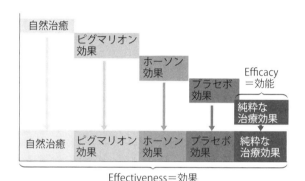

図1 「効果」の多因子性（Effectiveness を構成する要素）

　様々な手法で研究が行われるわけですが、薬の効果についていえば、効果という結果をもたらした原因が、自然治癒なのか、プラセボ効果なのか、ピグマリオン効果なのか、ホーソン効果なのか、あるいは薬そのもの効果（Efficacy）なのか、その判別が容易ではないのです。

　逆に言えば、**医学的介入**という原因と、**健康状態の変化**[1]という結果の連関を端的に示すことができるような研究手法こそが、介入効果そのもの（＝Efficacy）に関する客観的な情報提示を可能にさせるということです。そして、このような手法で検討された研究データこそが、保健医療分野において、最も優先的に参照すべきエビデンスと言えます。

＊1　この場合の健康状態の変化とは、**日常生活に直結するような健康への影響**ということです。例えば、「血圧が上がる」という健康状態の変化よりも、「脳卒中を発症する」という健康状態のほうが日常生活に直結していると考えられるでしょう。詳細は第9のスキルで解説している「代用のアウトカム／真のアウトカム」の項を参照ください。

1.　原因と結果の連関とは何か？

　「医学的介入という原因と、健康状態の変化という結果の連関を端的に示す」とはどういうことでしょうか。一般的に、2つ以上の出来事の間に、原因と結果の関係があることを**因果関係（Causal relationship）** と呼びます。あるいはこうした因果関係が成立する性質を**因果性（Causality）** と表現することもあります。

　因果性を意識する機会は少ないと思いますが、僕たちの日常生活は因果性を前提として成り立っています。例えば、「蛇口をひねれば水道から水が出る」という何気ない生活の一コマにおいても、「蛇口をひねる」という原因が、「水道から水が出る」という結果につながっていると考えていますよね。これは原因と結果の連関、すなわち因果関係を前提とした考え方です。他方で、蛇口をひねったことと関係なく水が出るのであれば、ぼくらは蛇口をひねることと、水が出ることに因果的なつながりを見いだせません。この場合、水が出る原因は蛇口以外の何かあるのではないか？　と考えることでしょう。

　同じ原因が発生すれば、常に同じ結果がもたらされる、社会生活が因果性を前提として成り立っているとはまさにこのことです。列車が毎日、（多少の遅れはあるにせよ）定刻通りにホームにすべり込んでくる、あるいは毎朝、東の空から太陽が昇ってくる、という日々の当たり前の出来事も、因果的な結びつきなしに考えることはできません。逆に原因と結果の連関を見いだせない世界とはつまり、あらゆる物事が全くでたらめに生起する予測不能な世界を意味しています。

　また、責任や意志という概念も、因果性と密接に関わっています。行為とその帰結に因果的な結びつきが全くないのであれば、ぼくたちは行動を意図しようがありませんし、何をやっても無駄ということになってしまいます。あるいは、行為がもたらされた原因を特定できないのであれば、罪を裁くことさえもできないでしょう。責任や意志という概念が、ぼくたちの考えや認識と独立して存在するかどうかはさておき、少なからず人は、因果性を頼りに日常生活、社会生活を営んでいるのです。

　因果関係という言葉がわかりにくければ、「必然的に起こさせる関係」と言い換えてもよいでしょう。つまり、原因と結果という2つの出来事の結びつきは、

たまたま起きた「偶然」なのではなく、それ以外にはあり得ない「必然」というわけです。ピアノの鍵盤を叩けば偶然的に音が鳴るのではなく、それは必然的に音が鳴っていると考えることに違和感はありませんよね。

　しかし、イギリスの哲学者デイヴィッド・ヒューム（1711 ～ 1776 年）は、このような考えに異を唱えました。「因果関係は"必然的に起こさせる関係"というのだけれども、"必然的に起こさせる"というその必然的な何かを実際に手で触れたり、眼で見たりして知覚することはできない」と、ヒュームは主張するのです。

　確かに鍵盤を叩いて音が鳴ったとしても、それが必然か、偶然なのかを論理的に証明することはできません。ぼくたちは鍵盤を叩くという現象に引き続いて音が鳴るという現象を知覚しているだけで、その間に存在すると確信している必然性を手の平に載せて眺めたり、直接的に経験したりできないからです。

　「医学的介入という原因と、健康状態の変化という結果の連関を端的に示す」というのは、医学的介入と、それによってもたらされた健康状態の変化の因果関係を直接的に取り出すということです。しかし、ヒュームの言うように因果性を直接取り出すことは難しいと言わざるを得ません。あるいはこのように哲学的に考えなくとも[2]、Effectiveness に含まれる Efficacy を取り出すことが容易ではないことは第 3 のスキルでも見てきました。では、そのような困難をどう乗り越えればよいのでしょうか。

2. 因果効果を検出するために

　原因が結果に及ぼす影響の強さのことを**因果効果**と呼びます。医学的介入の効果の大きさとは、この因果効果の大きさにほかなりません。因果効果はまた、医学的介入そのものの純粋な効果、すなわち Efficacy に相当するものです。

＊2　因果関係について哲学的に考察したい方、またヒュームの因果関係に対する考え方に興味のある方は、「スティーヴン・マンフォード，他著，塩野直之，他翻訳．哲学がわかる因果性（A VERY SHORT INTRODUCTION）：岩波書店；2017」を参照するとよいでしょう。

　しかし、これまで繰り返し述べてきた通り、実際にぼくたちが感じることができる医学的介入の効果は Effectiveness でした。そこには自然治癒の影響や、ピグマリオン効果、ホーソン効果、プラセボ効果などが複雑に影響しており、介入そのものの Efficacy ではありません。

　医学的介入の因果効果を検出するためには、Efficacy 以外の効果をすべて排除して、Efficacy そのものを切り出す必要があります。介入効果を検討するための実験手法の模索は、つまるところ因果効果、すなわち Efficacy 検出に対する試行錯誤にほかなりません（**図2**）。

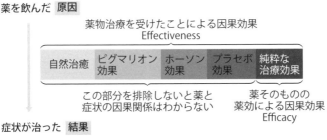

図2　薬剤投与による因果効果の検出

　Efficacy を検出するための研究手法をご紹介する前に、まずは Efficacy の推定が困難な実験・研究手法として、**動物実験、投与前後比較研究、一般的なアンケート調査（横断研究）**を取り上げ、その問題点を見ていきましょう。

3.　動物実験の問題点

　冒頭にも示しましたが、動物実験で示された医学的介入の効果が、人間にも同様にもたらされるのかについては議論の余地があります。もちろん、動物実験データは人類にとって重要な知見であることに変わりはありません。こうした研究データの積み重ねがなければ、人を対象とした臨床研究を安全かつ効率的には行えないからです。

　動物実験のデータがそのまま人間に適応できない理由は、生物学的な構造の差異があまりにも大きいことが挙げられます。例えば「**認知症体質のラットを使った実験で、アルツハイマー型認知症の進行を止める化合物が緑茶と人参に含まれていることが明らかになった**」という情報を見て、みなさんはどう思われるでしょうか。毎日緑茶を飲めば、あるいは人参を積極的に食べれば認知症を予防できるかもしれない、そう思われる方は少なくないかもしれません。

　しかし、ラットの認知症と人間の認知症をそもそも同等に考えることは論旨が飛躍しています。過去の膨大な量の記憶を複雑に処理しているぼくたち人間の脳と、そもそも記憶という概念が明確に存在するかどうかも曖昧なラットの脳を同等とみなすことができるでしょうか？

　確かに、動物実験で示された有効性が、人にも同様にもたらされることもあるかもしれませんが、可能性が高いか低いかでいえば決して高くはないでしょう。人に対する効果という観点でいえば、**動物実験のデータはあくまで仮説であり、検証された仮説ではない**のです。

　もう一つ具体例を挙げましょう。抗うつ薬の薬効評価の一つに、マウスの強制水泳試験と呼ばれる研究手法があります。この研究では、一定の大きさの水槽に水を張り、そこにマウスを強制的に泳がせ経過を観察します。やがて力尽きたマウスに生じる無働時間（脱出できないことを学習して泳ぐことを諦めた状態）を抗うつ薬を投与した場合と投与しない場合で比較計測し、薬効評価を行うというものです。

　この実験では、抗うつ薬を飲ませたマウスで無働時間に至るまでの時間が長ければ抗うつ薬に効果あり、と判断されます。しかし、マウスの無働時間が、人間のうつ状態と同じと言えるでしょうか。泳ぐことを諦めたマウスの感情が、人の抑うつ感情と一致するかどうかという問題は、それはそれで興味深い話ですが、両者は異質なものと考えることのほうが普通でしょう。

　動物実験と人を対象とした臨床研究のギャップは実際にいくつかの研究で示されています。例えば動物実験において有望視されていた[1,2]認知症治療のための薬剤ソラネズマブは、人を対象とした臨床試験では有効性が示されませんでした[3]。

　また、糖尿病の治療薬にDPP4阻害薬という薬がありますが、そのDPP4阻害薬の一つビルダグリプチンを心不全モデルマウスに投与すると、28日後の生存はビルダグリプチン群で多いという結果が示されています[4]（**表1**）。これは、心不全予後の改善にDPP4阻害薬が有用である可能性を示唆します。

表1　心不全モデルマウスに対するビルダグリプチンの効果

評価項目	ビルダグリプチン	薬剤なし	P値
28日後のマウスの生存	27/40匹(67.5%)	17/41匹(41.5%)	<0.05

(Takahashi A, et al: Dipeptidyl-peptidase IV inhibition improves pathophysiology of heart failure and increases survival rate in pressure-overloaded mice. Am J Physiol Heart Circ Physiol. 2013; 304: H1361-1369)

　しかし、人を対象とした研究データ[5]においては、DPP4阻害薬の投与で、むしろ心不全リスクの増加が示されました（**表2**）。近年ではDPP4阻害薬と心不全リスクの関連はあまり明確ではないとする研究報告も多く、その因果関係は不明ですけれど、**少なくとも動物実験で示された有効性が人においても妥当するとは限らない**ことがよくおわかりいただけるかと思います。

表2　糖尿病患者に対するDPP4阻害薬の有効性・安全性

評価項目	リスク比[95%信頼区間]
総死亡	1.01[0.91-1.13]
心血管死亡	0.97[0.85-1.11]
心不全	**1.16[1.01-1.33]**　　　（DPP4阻害薬で16%多い）

(Wu S, et al: Dipeptidyl peptidase-4 inhibitors and cardiovascular outcomes: meta-analysis of randomized clinical trials with 55, 141 participants. Cardiovasc Ther. 2014; 32: 147-158)

　動物実験データは確かに貴重な仮説を提起してくれます。しかし**生成された仮説と、検証された仮説はまるで異なった概念**です。人で検証した臨床試験データがあるのならば、その結果を差し置いてまで動物実験データを優先的に参照する理由はありません。

4．投与前後比較研究の問題点

　第3のスキルでも紹介しましたが、投与前後比較研究とはその名の通り、薬やサプリメントを投与する前と後を比較して、健康状態を比較する研究手法です。投与前と比べて投与後に状態の改善があれば効果ありと判断することになります。人を対象に研究を行っているという点では、動物実験データと比較して、薬やサプリメントの Efficacy に迫っているとはいえますが、前後比較では純粋な Efficacy を評価することは基本的に不可能です。

　例えばあるサプリメントを服用したら3kg痩せた、だから効果があった、という事例を考えてみれば、それが容易に**三た論法**であることがわかります。つまり、サプリメントで痩せたのか、それともサプリメント以外の原因、運動をしっかりしていたとか、食事を減らしていたとか、そうした原因で痩せたのか区別がつかないということです。

5．アンケート調査（横断研究）の問題点

　あるサプリメントの効果に関して、100人のドラッグストア利用者にアンケート調査をしたとしましょう。この100人のうち、30人がサプリメントを使っていると回答し、残り70人は使っていませんでした。そして、サプリメントを使用していた30人のうち、この1年間で風邪を引いたことがない人は27人（90％）でした。他方で、サプリメントを使用していない人では5人（7.14％）でした（**表3**）。

表3　アンケート調査の結果

	サプリメント使用者	サプリメント非使用者
風邪を発症したことがない人	27/30人（90％）	5/70人（7.14％）

　この調査結果をもってして、サプリメントに風邪予防効果があると言えるでしょうか？　こうした情報を読み解くうえでは、サプリメントを服用していた人はどんな人だったのだろう？　と考えてみることが重要です。サプリメントに興味があり、お金を払ってまで服用している人たちですから、少なからず健康に関

心がある人でしょう。

　そして健康に関心がある人は、うがいや手洗いをしっかりしていたり、健康診断をこまめに受け、医療機関もしっかり受診するような人たちである可能性が高いといえます。つまり、サプリメントを服用していた集団は、服用していない集団よりも風邪予防に対する意識が高いのです。したがって、サプリメントそのものが風邪を予防したのか、サプリメントを飲んでいるような人ではそもそも風邪の発症リスクが低いのか、この結果だけでは判別できません。このように、**研究対象集団はいったいどのような特性を持っている集団なのだろう？**　と考えることは、アンケート調査の結果を見るときのみならず、あらゆる研究結果を活用するうえでとても重要なスキルです。

▌6.　Efficacy を検出するための方法論

　因果効果を検出するにはどうすればよいのでしょうか。薬の効果についていえば、薬を飲んだ場合と、そうでない場合を比較すれば因果効果を検出することが可能なように思われます。例えば、ある人が血圧の薬を飲んだとしましょう。血圧の薬を飲んだ場合、10 年後の脳卒中リスクは 20％とします。他方で、飲まなかった場合は 30％としましょう。そして、この差－ 10％が因果効果です。

　しかし、薬を飲んだ世界において、薬を飲まなかった状況というのはあくまで想像上の世界しかありません。薬を飲む選択をして実際に薬を飲んでしまえば、薬を飲まなかった世界は現実には存在しないのです。したがって、薬を飲んだ世界では、薬を飲まなかった場合における 10 年後の脳卒中リスクは実際には見積もり不可能です。これと同様に、薬を飲まなかった場合の世界についても、薬を飲んだ際の効果に関するデータは欠損します。

　因果効果の検出ではこのようなデータの欠損が大きな問題となります。降圧薬を飲んだ世界では、降圧薬を飲んだ場合の脳卒中リスクしか知ることができませんし、降圧薬を飲まない世界では、降圧薬を飲まなかった場合の脳卒中リスクしか知ることができません。現実の世界では片方（実際に起こったほう）の脳卒中リスクしか観察することができず、もう片方の脳卒中リスクは常に欠損データと

なってしまうというわけです（**表4**）。

表4　因果効果検出における欠損データの問題

	血圧の薬を飲んだ世界	血圧の薬を飲まない世界
薬を飲んだ場合における10年後の脳卒中リスク	20%	(10%)
薬を飲まない場合における10年後の脳卒中リスク	(30%)	15%
因果効果	− 10% 実際には飲まなかった場合のデータが欠損していて算出不可能	＋ 5% 実際には飲んだ場合のデータが欠損していて算出不可能

　欠損データの問題を乗り越えるためにどうすればよいでしょうか。その解決手法としては、**個人ではなく、集団の平均データを用いる**ことが挙げられます。そして、薬を飲んだ場合と飲まない場合の2つの集団、つまり薬を飲んでもらう介入群と、飲まない場合の対照群を設定し、両者リスク平均値の差や比をとることで因果効果を推定することが可能となるでしょう（**表5**）。

表5　因果効果の検出

患者ID	受けた治療	薬を飲んだ場合の脳卒中リスク	薬を飲まない場合の脳卒中リスク	因果効果
1	薬を飲む	10%		?
2	薬を飲まない		20%	?
3	薬を飲まない		22%	?
4	薬を飲む	15%		?
5	薬を飲む	12%		?
6	薬を飲まない		18%	?
7	薬を飲む	9%		?
8	薬を飲まない		15%	?
平均		11.5%	18.75%	− 7.25%

　因果効果、すなわちEfficacyを検出するための研究手法としては、個人ではなく**集団を研究対象としている**こと、**適切な比較対照群が設定されている**ことの2点が必須条件と言えます。

《 2. 妥当性の高い研究デザインとその限界 》

　たとえ集団を対象に比較を行った研究であっても、医学的な介入を受ける前後を比べる手法では「三た論法」が成立してしまう余地があり、Efficacy の検出は困難であることは繰り返し述べてきました。

　医学的介入、喫煙や生活習慣などが健康状態にもたらす**因果効果**、すなわち**Efficacy** を知るためには、**個人ではなく集団を対象**とした研究を行うことに加えて**適切な比較対照群**を設定することが肝要なのです。

　本項では、Efficacy を検出するための代表的な研究手法として**コホート研究**、**ランダム化比較試験**、**症例対照研究**、そして**メタ分析**という研究手法を紹介します。提示されたエビデンスが、どのような研究手法で行われたデータなのかを知るだけでも、結果の一般化可能性や、結果そのものの妥当性、つまり示された研究結果がどれだけ純粋な Efficacy を示しているかについて、おおよそ把握することができます。

▌1. コホート研究

　コホートとは、一定期間にわたり追跡調査を受ける集団のことで、共通の要因を持った個人の集合体を指します。もともとは古代ローマの歩兵隊の一単位で、数百人からなる兵隊の一群を意味する言葉でした。コホートに登録されている患者集団のデータを用いて、健康状態と**曝露**因子との関連性を一定期間にわたり追跡調査していく研究手法を**コホート研究**と呼びます。

　曝露とは「何かを体に浴びる」というようなことではなく、**「特定の状態」**のことです。例えば、喫煙も曝露になりますし、毎朝 30 分の散歩や、野菜を多めに食べるなどの生活習慣も曝露となります。もちろん薬やサプリメントの使用、あるいは年齢や性別なども曝露と考えることができます。つまり、**疾患が発生する以前の「状態」のことを曝露**と呼ぶのです。曝露のなかでも特に疾患の発生に高い確率で影響を与えるものが**危険因子**です。例えば喫煙は肺がんの危険因子と言えるでしょう（**図3**）。

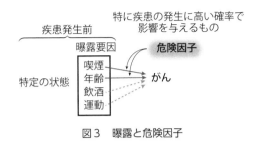

図3　曝露と危険因子

- フラミンガム研究
  - ▶米国マサチューセッツ州フラミンガム町の住民
- 米国退役軍人コホート
  - ▶米国の退役軍人を対象としたコホート研究
- Medicare Claim Database
  - ▶米国の65歳以上を対象とした公的医療保険Medicare加入者
- General Practice Research Database（GPRD）
  - ▶英国の診療所より収集された診療データベース
- 大崎国民健康保険コホート
  - ▶宮城県大崎保健所管内の国保加入者
- 多目的コホート研究
  - ▶11カ所保健所管内の住民
- 広島・長崎原爆被ばく者コホート
  - ▶広島・長崎の原爆被爆者
- 久山町研究
  - ▶福岡県久山町の地域住民

図4　世界各国および日本の代表的なコホート

世界各国で大規模コホートデータベースが構築されており、健康と曝露因子の関連について、様々な研究が行われています（**図4**）。世界的にも有名なフラミンガム研究は、米国マサチューセッツ州フラミンガム町の住民5,209人を対象に1948年に開始された大規模コホート研究です。半世紀近くもの追跡調査が行われるなかで、血圧値とコレステロール値が高い患者で循環器疾患が多いことや、喫煙や座りがちの生活なども循環器疾患の発症リスクを増大させる[6-8]ことが明らかにされ、循環器疾患治療の礎を築きました。

＊3　健康状態の改善もしくは悪化などを検討するための検査値や合併症の発生率、回復率や死亡率など、治療や予防による臨床上の成果をアウトカムと呼びます。

　コホート研究では、コホート（研究対象集団）を検討したい曝露（要因や特性）を有している群（曝露群）と有していない群（非曝露群）に分け、健康状態の改善もしくは悪化など[3]を一定期間にわたり観察し、曝露との関連性を検討します。例えば、薬Aを服用することで、どれだけ心筋梗塞の発症リスクが低下するかを検討したい場合、コホートに登録されている集団を、薬Aを服用していた集団と、薬Aを服用していなかった集団の2つに分け、一定期間にわたり追跡調査を行い心筋梗塞の発症率を比較します（図5）。

【コホート研究のイメージ】

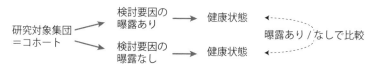

【薬剤Aの服用と心筋梗塞発症との関連性を検討する場合】

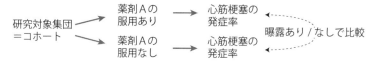

【卵の摂取頻度と心筋梗塞発症との関連性を検討する場合】

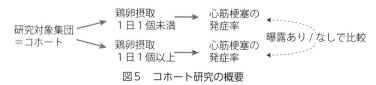

図5　コホート研究の概要

　薬Aを服用していた集団を**曝露群**、服用していなかった集団を**非曝露群**と呼びますが、対象となるコホートを曝露群、非曝露群に分け、その2群で健康状態を比較するというのがコホート研究の基本的な構造です。

　コホート研究では薬の有効性や副作用リスクのみならず、生活習慣や生活環境なども曝露として、検討することできます。例えば、卵の摂取頻度と心筋梗塞の

関連性を調べたい場合、卵の摂取頻度が低い人（図5では週に1個未満）と頻度が高い人（図5では1日1個以上）を比較して心筋梗塞の発症率を比較することになります。その結果、卵の摂取頻度が高い群で心筋梗塞の発症が多ければ、卵の摂取が心筋梗塞発症に寄与する可能性が示唆されることになります。

　コホート研究は大きく、**前向きコホート研究（prospective cohort study）**と、**後ろ向きコホート研究（retrospective cohort study）**に分けることができます（**図6**）。前者は、現時点から未来に向かってデータを収集、解析するのに対して、後者は既存のデータベースを使って（過去の）情報を収集し、現在に向けて解析していきますが、曝露群、非曝露群に分け、その2群で健康状態を比較することに変わりはありません。

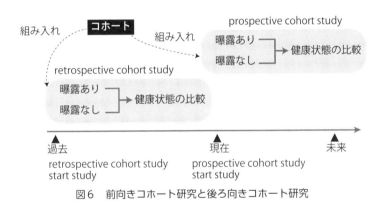

図6　前向きコホート研究と後ろ向きコホート研究

2. コホート研究の実例と研究手法の限界

　コホート研究は、1人の症例ではなく集団を研究対象にしていること、前後比較ではない比較対照群が設定されている点において、曝露因子のEfficacyに迫ることを可能とした研究手法といえます。しかし、得られた研究結果は必ずしも曝露因子のEfficacyそのものではありません。コホート研究の限界について、実際の研究例を用いてご紹介します。

　図7に示したのは、心不全患者に対するレニン-アンギオテンシン系阻害薬（降

圧薬）の影響を検討したコホート研究[9]です。この研究では、心不全を有する高齢者 2,416 人（平均 86 歳）を対象に、レニン-アンギオテンシン系阻害薬を服用している 1,208 人（曝露群）と、そうでない 1,208 人（非曝露群）が比較され、死亡率が検討されました。

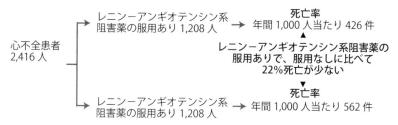

図7　心不全を有する高齢者に対する RAS 阻害薬の影響
(Savarese G, et al: Association between renin-angiotensin system inhibitor use and mortality/morbidity in elderly patients with heart failure with reduced ejection fraction: a prospective propensity score-matched cohort study. Eur Heart J. 2018; 39 :4257-4265)

　中央値[4]で 1.4 年にわたる追跡調査の結果、死亡率はレニン-アンギオテンシン系阻害薬を服用していた曝露群で、年間 1,000 人当たり 426 件、レニン-アンギオテンシン系阻害薬を服用していなかった非曝露群では年間 1,000 人当たり 562 件という結果でした。この発症率の比をとって、薬剤を服用していると 22%死亡リスクが低下するという結果を導くことができます。すなわち、心不全高齢者ではレニン-アンギオテンシン系阻害薬の服用で、長生きできる可能性が示されているわけです。

　レニン-アンギオテンシン系阻害薬の投与前と投与後を比較した研究ではありませんから、「三た論法」が成立している余地はありません。しかし、示された結果は必ずしも薬剤の純粋な Efficacy を示しているわけではありません。例えば曝露群と非曝露群で年齢や喫煙習慣など患者背景に偏りがあればどうでしょう

＊4　中央値（median）とは、代表値の一つで、有限個のデータを小さい順に並べたとき中央に位置する値のことです。

か。曝露群で極端に高齢の人が偏っていたら、あるいは喫煙者の割合が高ければ、薬剤の服用とは無関係に曝露群で死亡率やがんの発症率は高くなることでしょう[5]。つまり、曝露群と非曝露群で検討したい曝露以外の背景条件、例えば年齢や性別、生活習慣や運動習慣、社会経済的状況などが、ほぼ均等でなければフェアな比較ができないということです。

　図7の研究において、レニン－アンギオテンシン系阻害薬を服用している人と、服用していない人では、生活環境が異なっている可能性が極めて高いように思われます。薬を処方されている集団、つまり医療機関を受診した集団というのは、健康に対する関心が高く、患者本人が身体的・精神的に一定レベルで健康であるか、あるいは周囲の十分な健康サポートが得られる集団だからです。

　他方で薬を服用してない非曝露群は、薬を服用する必要のない健康的な人だけではなく、健康に対する関心が低いために医療機関を受診しない人、あるいは生命予後の短い末期状態で、積極的な薬物療法を受けていない人、投与禁忌に該当するような特殊は病状を有する人も含まれています。このような被験者背景の差異が、薬剤の服用とは無関係に、死亡リスクに差をもたらす可能性があります。

　この研究では傾向スコアマッチングという解析手法を用いて、曝露群と非曝露群の背景を統計的に補正していますが、一般的なコホート研究において、曝露群と非曝露群の患者特性を完全に均一にさせることは不可能です。結果に影響を与えうる背景因子が既知の因子であれば、あらかじめ補正が可能ですけど、未知の因子では補正しようがありません。コホート研究の結果が、Efficacy そのものを示していない大きな理由は、**曝露群と非曝露群の比較において、被験者背景の差異を完全に補正できない**点にあります。

3.　患者背景の差異をどう乗り越えるか?……ランダム化

　臨床研究は大きく、**介入研究**と**観察研究**に分けられます。これまで紹介してき

＊5　背景因子の差異によって結果がゆがめられてしまうことを「交絡が起きている」といいます。詳細は第6のスキルで紹介します。

たコホート研究は、コホートを曝露あり、曝露なしの2群に分け、注目する健康状態に関してその発症率を自然経過の中で「観察」していくという、観察研究の代表的な研究手法です。

　他方で、介入研究とは人為的に薬剤を投与するというような、実験的な研究といえます。例えば薬剤効果を検討する場合においては、「薬を飲ませる群」、「薬を飲ませない群（あるいはプラセボを投与する群）」の2つを比較します。コホート研究のような観察研究と大きく異なるのが、**薬を服用することが「曝露」ではなく「医学的介入」**となっている点です。つまり、薬を飲ませる群が**介入群**であり、薬を飲ませない群（プラセボ投与群）が**非介入群**となります[6]。

　そして、介入研究の大きなメリットの一つは、**ランダム化**という手法を用いることで、介入群と非介入群における患者背景の偏りを防ぐことができることです。コホート研究では曝露群、非曝露群への振り分けは、患者自身の生活環境に存するもので、研究者の意思は介在しません。しかし介入研究では、被験者を研究者の意思で介入群と非介入群へ割り当てることができます。そして、被験者を意図的にランダム（でたらめに）に2つの群へ振り分けることで、介入以外の背景因子、年齢や性別、生活習慣や社会経済的環境などを均一にすることが可能となります[7]。

　例えば、サイコロを振って、偶数が出れば介入群へ、奇数が出れば非介入群へ割り付ければ、一定数の集団を対象とした場合においては、被験者の背景因子をほぼ均等に2群に割り付けることができるということです。このように、被験者集団を介入群、非介入群の振り分ける際、人工的に偶然を発生させ、ランダムに割り付けていく手法を**ランダム化**と呼びます[8]。

＊6　「薬の服用」を介入とするか曝露とするかで研究デザインはまるで異なったものになりますし、研究結果の内的・外的妥当性も大きく変化します。

＊7　この場合、統計的補正と異なり、結果に影響し得る未知の因子についても、介入群と非介入群で均等に振り分けることが可能です。

＊8　ランダム化を無作為化と呼ぶことがありますが、ランダムに割り付ける過程において、既に作為が存在すると筆者は考えています。つまり意図的にランダム化しているということです。研究者の意図が介在しなければ、ランダム化を行うことはできず、それはまた、自然選択的な状況を維持するという意味において観察研究との差異を見いだせません。

　ランダム化を行うことで、研究者側も、被験者が介入群、非介入群どちらの群になるか予想することが困難となります。このことはまた Efficacy を検出するうえでの利点となります。例えばランダム化を行わず、研究者が非介入群に不健康な人たちを設定し、介入群に健康的な人たちを設定してしまうと、医学的介入の効果とは関係なく、非介入群での死亡率は高くなってしまうでしょう。このように、ランダム化という手法を用いて 2 群を設定することにより、比較したい治療以外の背景因子を、2 群間で均等に振り分けることが可能となります（図 8）。

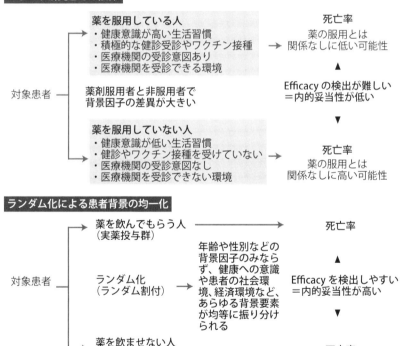

図 8　コホート研究の限界とランダム化比較試験

4.　ランダム化比較試験とその限界

　被験者集団を介入群、非介入群にランダム化し、一定期間追跡調査を行うことで、介入効果を検討する研究手法を**ランダム化比較試験（Randomized controlled trial：RCT）**と呼びます。ランダム化比較試験は、集団を対象にしていること、介入以外の背景因子が介入群とほぼ同質な比較対照群を設定していることから、Efficacy 検出に優れた研究デザインです。したがって、一般的に医学的介入効果の検証を行う際にはランダム化比較試験が実施されます。

　とはいえ、ランダム化比較試験にも研究デザイン上の限界は存在します。**図9**に示したのは、心臓病のリスクが高い2型糖尿病患者を対象に、エンパグリフロジン（血糖降下薬）の心臓病に対する有効性を検討したランダム化比較試験[10]の概要です。研究の結果、心臓病の発症は、エンパグリフロジンを投与した群で10.5％、プラセボ群では 12.1％でした。その比をとると 0.86 となり、エンパグリフロジンはプラセボに比べて 14％心臓病のリスクを減らせることが示されています。

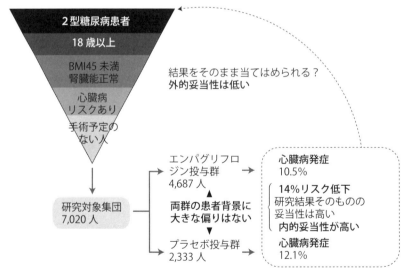

図9　エンパグリフロジンの有効性・安全性を検討したランダム化比較試験
(Zinman B, et al: Empagliflozin, Cardiovascular Outcomes, and Mortality in Type 2 Diabetes. N Engl J Med. 2015; 373: 2117-2128)

この研究は 7,020 人という集団を対象としていること、さらには患者背景に偏りのない 2 群を比較していることから、示された結果はエンパグリフロジンの Efficacy に近しいものだと考えることができます。しかし、この結果はあくまで研究対象集団でのデータであることに注意が必要です。この結果が 2 型糖尿病患者すべてに妥当するかどうかについては議論の余地があります。

介入研究とはある意味で実験的な介入でした。したがって、健康状態が著しく悪い集団や、薬の使用が禁忌に該当する集団、重篤な合併症を有する集団は倫理的な観点から研究に組み入れません。実はランダム化比較試験には厳格な研究組み入れ基準が設定されており、被験者の安全性や倫理性に配慮されているのです。また、最終的に同意を得られた人でしか研究が行われませんので、被験者集団は一般的な集団とはやや異質な集団ということができます。

5. 内的妥当性と外的妥当性

ランダム化比較試験の限界について理解するうえで、**内的妥当性と外的妥当性**を理解しておく必要があります。繰り返しますが、ランダム化比較試験で示された研究結果は、介入の Efficacy（因果効果）に近しいものでした。つまり、介入という「原因」がもたらす健康状態への影響という「結果」の連関、因果関係の強さが定量的に示されているわけです。

このように、示された研究結果と介入（もしくは曝露）が因果関係にあるかどうかということに関する妥当性を、**内的妥当性**と呼びます。内的妥当性は**研究対象集団における研究結果の再現性の高さ**と考えればわかりやすいかと思います[9]。そして、ランダム化比較試験は観察研究と比較して内的妥当性に優れた研究デザインです。

内的妥当性に対して、示された研究結果を広く一般化できるかどうかに関する度合いを**外的妥当性**と呼びます。つまり、研究結果における普遍性の高さです。

＊9　研究対象者と全く同じ集団に対して、全く同様の介入を行った場合、同等の結果が再現される程度のこと、と言い換えてもよいでしょう。

人を対象とした臨床研究は一般的に**標本調査**です。研究対象に該当するすべての人、つまり母集団すべてを集めて研究する**全数調査（悉皆調査）**ではなく、研究参加に同意し、研究の組み入れ基準を満たした特定の集団を対象（これを標本と呼びます）に研究を行います。得られる結果の妥当性という観点からいえば母集団すべてを対象とした全数調査が望ましいですが、例えば糖尿病の研究をするにあたり、地球上に存在するすべての糖尿病患者を対象に研究することなど不可能でしょう。

　数万人規模の症例を解析できる観察研究では、標本は母集団の特性と近似でき、結果の外的妥当性、つまり得られた研究結果の一般化可能性は高いと考えられます。他方、ランダム化比較試験では、研究の組み入れ基準が厳格であること、またコストの面でも大規模な研究は困難であることが多く、標本数は多くても数千から1万人規模です。したがって、標本集団は母集団との背景特性がかけ離れていることも多く、結果の外的妥当性は観察研究と比較すると低下します（**図10**）。

　実際、2型糖尿病患者を対象としたグルカゴン様ペプチド（GLP）-1受容体作動薬の主要なランダム化比較試験において、米国における一般的な2型糖尿病患者の多くが研究に組み入れられていないことが報告されています[11]。各ランダム化比較試験における、一般的な2型糖尿病患者組み入れ割合の推定値は、EXSCEL試験で15.9％、SUSTAIN-6試験で13.0％、LEADER試験で12.9％という結果で、実際には心血管疾患ハイリスクな患者が多く組み入れられていました（**表6**）。

表6　研究に組み入れられた米国2型糖尿病成人の割合推定

	成人2型糖尿病	EXSCEL	LEADER	REWIND	SUSTAIN-6
症例数	26110573	14752	9340	9901	3297
平均年齢	60.5 ± 13.5	62.7 ± 9.9	64.3 ± 7.2	66.2 ± 6.5	64.6 ± 7.4
男性	55.5%	62.0%	64.3%	53.7%	60.7%
BMI	33.2 ± 6.7	31.8 ± 5.9	32.5 ± 6.3	32.3 ± 5.7	32.8 ± 6.2
eGFR < 60	17.3%	18.6%	**23.1%**	**22.2%**	**28.5%**
HbA1c	7.2 ± 1.6	**8.0 ± 1.2**	**8.7 ± 1.5**	7.3 ± 1.1	**8.7 ± 1.5**
心筋梗塞既往	5.5%	—	30.7%	16.2%	32.5%
一般的な成人2型糖尿病患者の割合		**15.9%**	**12.9%**	42.6%	**13.0%**

(Imfeld P, et al: Benzodiazepine use and risk of developing Alzheimer's disease or vascular dementia: a case-control analysis. Drug Saf. 2015; 38: 909-919)

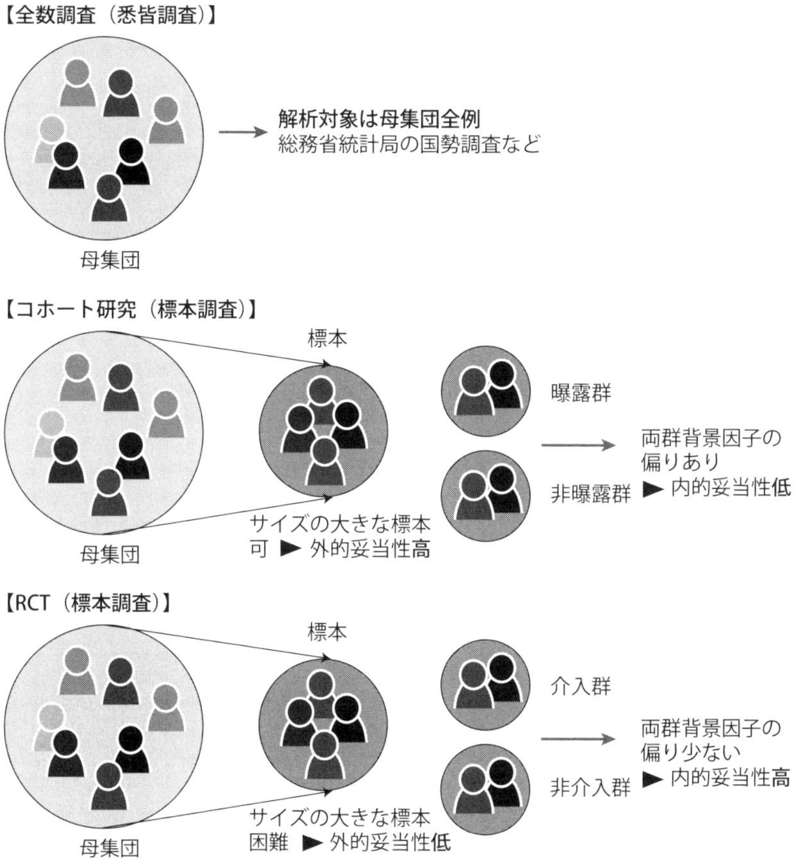

【全数調査（悉皆調査）】

解析対象は母集団全例
総務省統計局の国勢調査など

母集団

【コホート研究（標本調査）】

標本

曝露群

両群背景因子の
偏りあり
▶ 内的妥当性低

非曝露群

サイズの大きな標本
可 ▶ 外的妥当性高

母集団

【RCT（標本調査）】

標本

介入群

両群背景因子の
偏り少ない
▶ 内的妥当性高

非介入群

サイズの大きな標本
困難 ▶ 外的妥当性低

母集団

図 10　研究の外的妥当性

6．症例対照研究

Efficacy を検出するための研究手法で重要なのは、**個人ではなく集団を研究対象**としていること、**適切な比較対照群が設定されていること**の 2 点であり、この条件を満たす代表的な研究手法がコホート研究、そしてランダム化比較試験でした。

この 2 つの研究手法に共通するのは、一定数の被験者集団を、介入あり／なし、

もしくは曝露あり／なしの2群に分け、時間軸で現在から未来（後ろ向きコホート研究では過去から現在）に向けて疾患の発症率や健康状態に与える影響を検討するという点です。このように時間軸に沿って、将来に向けて追跡調査を行う研究を**前向き研究**と呼びます。それに対して、研究の立案、開始から過去の事象について調査を行う手法を**後ろ向き研究**と呼びます。観察している時間の方向性によって前向き／後ろ向きと区別しているわけですね。ちなみに後ろ向きコホート研究では後ろ向きという言葉が入っていますが、追跡の方向は過去から現在であり、将来に向けて疾患の発生率や健康状態を検討しているので、前向き研究です。

　前向き調査のデメリットとして、長期にわたる調査期間が必要である点が挙げられます。調査に費やす時間が長ければ、研究に関わる費用も増加しますし、被験者が研究から脱落しデータが取得できなくなってしまうこともあります。膨大な症例数を長期間にわたり追跡することは現実的には困難なケースも少なくありません。また、新薬の安全性を迅速に把握したい場合、時間のかかる前向き研究は適していないこともあります。特に未知の副作用に関する迅速な探索を行う場合では、短時間で質の高いデータを得られる研究手法が望まれます。

　さて、Efficacy検出には集団を対象としていること、適切な対照群を設定していること、この2点が必須でした。この条件をクリアしたうえで、手持ちのデータを使って取り急ぎ解析するにはどのような研究デザインが考えられるでしょうか。

　例えば、蕁麻疹を発症した人に対して、過去の薬剤投与記録を参照してみたところ、薬剤Aの服用が確認できたとしましょう。この結果をもってして、薬剤Aが蕁麻疹を引き起こしたと結論することが難しいことはもうおわかりいただけるかと思います。確かに薬Aによって蕁麻疹が引き起こされた可能性は否定できませんが、「三た論法」が成立する余地が多分に残されています。

　蕁麻疹は食事や生活環境でも引き起こされますし、患者の本人の体質や体調にも左右されます。あるいは薬を飲んだことによって、薬効とは無関係に副作用を発症することもあります。これをノセボ効果と呼ぶのでした。したがって、疾患や症状を発症した1人の報告だけでは、その症状を引き起こした原因（曝露）の探究は困難ですし、ましてや原因（曝露）と結果（疾患や症状）の関連性を特

定することはできません。

　因果関係の探索においては、「集団を対象にする」ことが重要なのです。では蕁麻疹を発症してしまった症例を複数集めて症例群としましょう。さらに症例群と背景が似ているけれども蕁麻疹を発症していない同数の対照群を設定し、両群で被疑薬の曝露割合を比較してみてはいかがでしょうか。対照群と比較して症例群で薬の服用割合が高ければ、蕁麻疹の発症と薬の服用に何らかの関連性が示唆されるということになります。

　このように疾患／症状を発症した症例群と、疾患／症状を発症していない対照群を比較し、曝露の状態を比較することによって、疾患／症状と曝露の関連を検討する研究手法を**症例対照研究（Case-control study）**と呼びます（**図11**）。

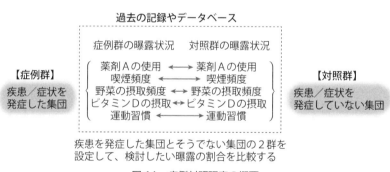

図11　症例対照研究の概要

　一般的に、症例対照研究は研究立案、開始から過去の事象について調査を行うことが多いので、後ろ向き研究と分類されます。しかし、前向きの症例対照研究ももちろん存在します。例えば、大規模データベースを用いて、疾患／症状を発症した人を症例群へ、疾患／症状を発症していない人を対照群へ、現在から未来に向けて被験者を組み入れていくのであれば、前向き症例対照研究となります。症例対照研究とコホート研究の決定的な違いは、研究参加者を組み入れる際に「疾患／症状（アウトカム）」の情報が必要になるか否かであって、後ろ向き／前向きということではありません。

　なお、症例群と対照群で、患者背景に関する詳細なデータが残されている場合、一つの疾患／症状に対して複数の曝露との関連を検討することができます。また、後ろ向きの症例対照研究では、研究に必要な情報がデータベースとしてまとまっていれば、いつでも研究を開始することができ、その場で結果を得ることができます。危険因子の探索において、コスト面、効率性、ともに優れた研究手法ということができるでしょう。

▌7.　症例対照研究の限界

　コスト面、効率性に優れた症例対照研究ですが、Efficacy の検出に優れているかというと、必ずしもそうではありません。集団を対象に、比較対照群を明確に設定している点においては、前後比較研究よりも Efficacy に近い関連性を見積もることが可能ですが、症例対照研究の内的妥当性は決して高くはないのです。

　症例対照研究で問題となるのは、コホート研究と同様、症例群と対照群での患者背景の偏りです。症例対照研究において、症例群と対照群で背景因子を厳密にそろえてしまうと、検討したい曝露割合も似てきてしまうため、結果の過小評価につながってしまうこともあります。患者背景の偏りを防ぐために、症例群と対照群で年齢や性別でマッチさせてから登録する、あるいは複数の対照群を設定して、結果の一貫性を評価する、などの手法が行われますが、内的妥当性はランダム化比較試験よりも大きく劣ります。

　また曝露の割合を比較するという研究デザインも因果関係を考えるうえで重要な問題を引き起こします。原因と結果の関連においては、結果に先行して原因があります。時間軸で見れば「原因→結果」の流れがあるはずで、**因果関係という概念は時間の前後関係を前提として成り立っている**のです。しかし、症例対照研究は、疾患／症状の有無で研究参加者を決め、そのうえで曝露状況を調査しているので、原因と結果の順序が逆になっています。そのため、症例対照研究の結果から、「原因→結果」の関連なのか、「結果→原因」の関連なのか、両者を厳密に判別することは困難なのです。

　実際の研究例を示しながら、症例対照研究における内的妥当性の限界について

見ていきましょう。催眠鎮静薬としてわが国でも汎用されているベンゾジアゼピン系薬剤があります。同薬の副作用として一過性の健忘などが多いことは有名ですが、長期的には認知症の発症に寄与しうる可能性もあります。そのようななか、2014年に、ベンゾジアゼピン系薬剤の使用とアルツハイマー型認知症の関連を検討した症例対照研究 [12) が報告されました（**図12**）。

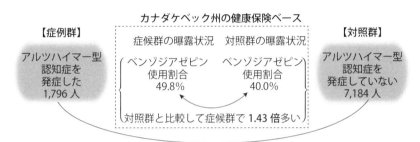

図12　ベンゾジアゼピン系薬剤と認知症リスクの関連を検討した症例対照研究
(Billioti de Gage S, et al: Benzodiazepine use and risk of Alzheimer's disease: case-control study. BMJ. 2014; 349: g5205)

　この研究では、アルツハイマー型認知症を発症した1,796人の症例群と、発症していない7,184人の対照群を比較して、ベンゾジアゼピン系の使用割合（曝露割合）が調査されています。なお、症例群と対照群の患者背景の偏りを避けるために、両群は年齢、性別、追跡調査期間をそろえて集団設定を行っています。このようにあらかじめ被験者の背景因子をそろえて、2つ以上の集団を設定する手法をマッチングと呼びます。

　カナダケベック州の医療保険データベースを使って、研究参加者におけるベンゾジアゼピン系薬剤の使用割合を調査した結果、症例群で49.8％、対照群で40.0％でした。この曝露割合の相対比（オッズ比）を算出すると、1.43となり、これはつまり対照群と比較して、症例群でアルツハイマー型認知症が1.43倍多いという結果になっています[10]。

＊10　オッズ比は発症率の比ではないため、厳密にはリスクの大きさそのものを示しているわけではありません。とはいえ、検討している疾患の発症頻度が稀な場合において、オッズ比はリスク比に近似できます。

　繰り返しますが、原因と結果の連関は時間軸において、原因が先行しています。結果が先にあって、後から原因が発生するという現象はこの世界では起こり得ません。この研究で言えば、ベンゾジアゼピン系薬剤の曝露が時間軸で先行しており、その結果として認知症が発症していることが明らかなのであれば、本研究結果は因果関係を示唆する傍証となるでしょう。

　しかし、症例対照研究では、認知症を有している人、有していない人を組み入れたうえでベンゾジアゼピンの曝露状況を調査しています。つまり、認知症の発症がベンゾジアゼピン曝露に先行していたかどうかを厳密に判別できないのです。

　そもそも認知症は長い経過を経て発症する疾患です。例えば、ベンゾジアゼピン系薬剤が処方されて1週間後に認知症の診断を受けた、という状況を想像してみてください。この場合、ベンゾジアゼピン系薬剤が原因となって、急速に認知機能を低下させ、1週間で認知症の診断に至った、という状況を考えることには無理があります。ベンゾジアゼピン系薬剤使用以前にも認知機能は徐々に低下しており、診断の数年前から軽度の認知機能障害は出ているものと考えたほうが自然でしょう[11]。

　認知症を発症する前段階では、様々な精神症状の発現報告がなされています[13, 14]。認知症になりやすい人では不眠や不安などの精神症状を訴える人が多く、ベンゾジアゼピン系薬剤がこうした症状に対して処方されることは稀ではありません。つまり、ベンゾジアゼピンが認知症を引き起こしたのではなく、認知症になる人でそもそもベンゾジアゼピンの処方が多い可能性があるのです。図12の症例対照研究では、ベンゾジアゼピンが認知症を引き起こしているのか（因果関係）、それとも認知症になりやすい人でベンゾジアゼピン系薬剤の使用が多いのか、その判別は困難であり、それがゆえに内的妥当性は高くないということなのです[12]。

＊11　曝露と疾患の関連性を考える際には「誘導期間」を考慮する必要があります。ある疾患が薬剤によりもたらされるのだとしても、1回や2回の服用で疾患を発症することは通常はありません。数年から十年単位の曝露で発症するケースのほうが多いでしょう。例えば喫煙はがんを引き起こしますが、がんの発生までには十年単位の時間がかかるでしょう。

＊12　実際、ベンゾジアゼピン系薬剤と認知症の発症について関連性は不明とする研究報告[15, 16]もあります。

8．複数の研究結果を見ていく必要がある

　内的妥当性、外的妥当性、いずれにおいても優れた研究を行うことは現実的には困難です。したがって、たとえランダム化比較試験であっても、一つの研究結果だけでは、介入効果の評価は容易ではありません。一つの研究結果だけ眺めていてもよくわからないということは、医学的介入の効果や曝露の影響についてより深く考察したい場合、数多くの研究結果を見比べてみる必要が生じます。とはいえ、目についた研究だけを評価していても、都合の良いデータのみが集まってしまい、解釈が偏ってしまうこともあるでしょう。

　情報収集の偏りを防ぐためにも**網羅的にエビデンス情報を評価する**必要があります。事実と意見の区別については第2章でも述べましたが、数多くあるエビデンス（事実）から、情報作成者の関心に都合のよい事実だけを切り取ってくる時点で、既に情報作成者の意見が含まれており、情報コンテンツの再現性・普遍性が低下します。

　過去に行われた研究を網羅的に調査し、偏りなく評価する研究手法を**システマティックレビュー（Systematic Review）**と呼びます。Systematicとは、日本語で「体系的な」、「組織的な」、「計画性のある」というような意味です。それに対して、網羅的な文献収集を行っていないレビューを**ナラティブレビュー**と呼びます（**図13**）。

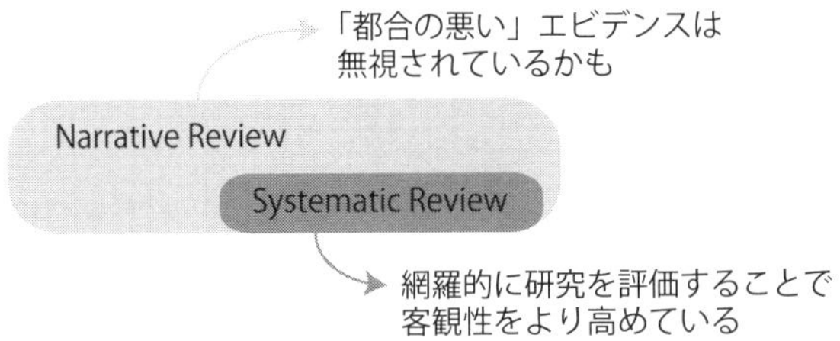

「都合の悪い」エビデンスは無視されているかも

Narrative Review

Systematic Review

網羅的に研究を評価することで客観性をより高めている

図13　システマティックレビューとナラティブレビュー

9. 網羅的に集めるにはどうすればよいか

　網羅的に、つまりシステマティックに論文情報を集めてくるにはどうすればよいのでしょう。やみくもに論文検索すればよい、というわけではありません。論文情報を検索する前に、調べたいテーマについての疑問を明確化し [13]、系統的に文献収集していく必要があります。網羅的な文献検索を行うために、一般的には**①複数のデータベースで情報収集する、②検索ワードを厳格に設定する、③複数のサーベイヤーが独立して論文検索する**などの方法で検索が行われます（**図14**）。

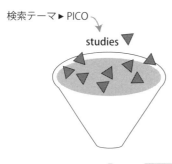

検索テーマ ▶ PICO

studies

【検索データベース】
Cochrane Library
MEDLINE（Pubmed）
Embase（生物医学系）
CINAHL（看護系）
PsycINFO（心理系）
Clinical Trials gov（米国臨床試験）
UMIN-CTR（日本の臨床試験）
医中誌 web

Ex）We searched Ovid MEDLINE, Embase, Cochrane Central Registry of Controlled Trials, and PsychINFO from inception to 18 October 2017.

システマティックレビュー

図14　システマティックレビュのイメージ

10. 集めた研究結果を統合する

　収集された複数の論文情報における個々の研究結果について、統計学的に統合する手法を**メタ分析（Meta-analysis）**と呼びます。システマティックレビュー

＊13　通常、どのような患者に（Patient）、どのような治療をすると（Intervention）、何と比較して（Comparison）、どのような結果がもたらされるか（Outcome）、という4つの成分で定式化して疑問を明確化します。詳しくは第10のスキルで解説します。

とメタ分析は時に混同されがちですが、研究手法としては別物です（**図 15**）。

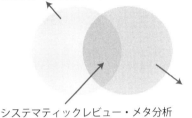

システマティックレビュー（定性的）
網羅的に研究を集めていることが絶対条件

メタ分析（定量的）
集められた研究成果を統計的に統合する
網羅的に研究が集められていなくても、
メタ分析は行える

システマティックレビュー・メタ分析

図 15　システマティックレビューとメタ分析の違い

　メタ分析では個々の研究結果の統合解析が重視されており、論文情報が網羅的に収集されていなくても分析は可能です。当然ながら、研究結果の妥当性という観点からすると、システマティックレビュー・メタ分析が優れていることになります。なお、システマティックレビューを行っても、研究間でのばらつきが大きすぎる場合や、治療方法が大きく異なる場合、ランダム化比較試験と症例対照研究のような研究デザインが異なる場合などでは、メタ分析が行われないこともあります。

【参考文献】

1) DeMattos RB, et al: Brain to plasma amyloid-beta efflux: a measure of brain amyloid burden in a mouse model of Alzheimer's disease.Science. 2002; 295: 2264-2267. PMID: 11910111
2) Dodart JC, et al: Immunization reverses memory deficits without reducing brain Abeta burden in Alzheimer's disease model. Nat Neurosci. 2002; 5: 452-457. PMID: 11941374
3) Honig LS, et al: Trial of Solanezumab for Mild Dementia Due to Alzheimer's Disease. N Engl J Med. 2018; 378: 321-330. PMID: 29365294
4) Takahashi A, et al: Dipeptidyl-peptidase IV inhibition improves pathophysiology of heart failure and increases survival rate in pressure-overloaded mice. Am J Physiol Heart Circ Physiol. 2013; 304: H1361-1369. PMID: 23504176
5) Wu S, et al: Dipeptidyl peptidase-4 inhibitors and cardiovascular

outcomes: meta-analysis of randomized clinical trials with 55, 141 participants. Cardiovasc Ther. 2014; 32: 147-158. PMID: 24750644

6) DAWBER TR, et al: Coronary heart disease in the Framingham study. Am J Public Health Nations Health. 1957; 47: 4-24. PMID: 13411327

7) DAWBER TR, et al: Some factors associated with the development of coronary heart disease: six years' follow-up experience in the Framingham study. Am J Public Health Nations Health. 1959; 49: 1349-1356. PMID: 13814552

8) Kannel WB, et al: Psychosocial and other features of coronary heart disease: insights from the Framingham Study. Am Heart J. 1986; 112: 1066-1073. PMID: 3776801

9) Savarese G, et al: Association between renin-angiotensin system inhibitor use and mortality/morbidity in elderly patients with heart failure with reduced ejection fraction: a prospective propensity score-matched cohort study. Eur Heart J. 2018; 39 :4257-4265. PMID: 30351407

10) Zinman B, et al: Empagliflozin, cardiovascular outcomes, and mortality in type 2 Diabetes. N Engl J Med. 2015; 373: 2117-2128. PMID: 26378978

11) Boye KS, et al: Generalizability of glucagon-like peptide-1 receptor agonist cardiovascular outcome trials to the overall type 2 diabetes population in the United States. Diabetes Obes Metab. 2019. PMID: 30714309

12) Billioti de Gage S, et al: Benzodiazepine use and risk of Alzheimer's disease: case-control study. BMJ. 2014; 349: g5205. PMID: 25208536

13) Amieva H, et al: Prodromal Alzheimer's disease: successive emergence of the clinical symptoms. Ann Neurol. 2008; 64: 492-498. PMID: 19067364

14) Lyketsos CG, et al: Prevalence of neuropsychiatric symptoms in dementia and mild cognitive impairment: results from the cardiovascular health study. JAMA. 2002; 288: 1475-1483. PMID: 12243634

15) Imfeld P, et al: Benzodiazepine use and risk of developing Alzheimer's disease or vascular dementia: a case-control analysis. Drug Saf. 2015; 38: 909-919. PMID: 26123874

16) Gray SL, et al: Benzodiazepine use and risk of incident dementia or cognitive decline: prospective population based study. BMJ. 2016; 352: i90. PMID: 26837813

第6のスキル

交絡を見抜き介入効果の大きさを考察するスキル

≪ 1. 交絡を考慮する ≫

　コホート研究においては、曝露群と非曝露群で集団の背景に差異があり、それが研究結果の内的妥当性に影響を及ぼすという話をしました（第5のスキル参照）。つまり、曝露群と非曝露群で、検討している曝露以外の背景条件、例えば年齢、性別、生活習慣や運動習慣、社会経済的状況などが、ほぼ同等になっていなければ、因果効果の検出が難しくなるということです。

　観察研究の結果を読み解くうえで、内的妥当性がどのような要因によって影響を受けているのだろうか？　と推測できるスキルは重要です。検討されている研究対象集団は、どのような曝露を受けやすい集団なのかを想像してみるということです。少々わかりにくいでしょうか。

　例えば、睡眠時間の長さと主観的な健康への影響の関連を検討するために、自記式のアンケート調査を行ったとしましょう。その仮想結果を図1に示します。

　アンケート調査の結果を見ると、睡眠時間が7〜8時間の人たちで主観的な健康状態が最も良く、それより短くても、逆に長くても悪いという結果になっています。横軸に睡眠時間、縦軸に健康状態が良くないと回答した人の割合をとれば、ちょうどU字型になるイメージです。さて、この結果をもってして、睡眠時間が短いこと、もしくは長いことと健康状態の悪さが因果関係にあるといえるでしょうか。

　まずは、「睡眠時間が短い集団ってどのような集団だろう？」と考えてみましょ

睡眠時間	健康状態が良くないと 回答した人の割合	健康状態
5時間未満	38%	悪い
5時間以上6時間未満	23%	↑
6時間以上7時間未満	12%	
7時間以上8時間未満	10%	良い
8時間以上9時間未満	24%	↓
9時間以上	28%	悪い

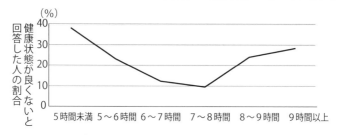

図1　睡眠時間と主観的な健康への影響（仮想データ）

う。つまり「睡眠時間が短い」という曝露を有している集団は、他にどんな曝露を有している可能性が高いのか？　と考えるわけです。それはまた、睡眠時間が短くなってしまうことに関連している様々な因子を想像することにほかなりません。この場合、不眠症などの精神疾患を有している人、あるいは長時間労働を強いられる環境で生活している人などでは、睡眠時間が短くなる傾向にあると考えられます。つまり、健康状態に悪い影響をもたらしているのは、必ずしも睡眠時間が短いということだけではなく、短時間睡眠をもたらしている精神疾患、あるいは労働環境などに原因があるのかもしれません。余談ですが長時間労働は心筋梗塞のリスクを増加させる可能性が報告[1]されています。

　長時間睡眠についても同様に考えてみましょう。睡眠時間が長くなる原因の一つとして、寝たきり状態、つまり長期臥床状態が挙げられるでしょう。こうした人たちでは、潜在的に健康状態が良くない可能性が考えられます。

　これまでの考察を整理すると**図2**のようになります。短時間睡眠、あるいは長時間睡眠が主観的な健康状態の悪化をもたらしているというわけではなく、睡眠

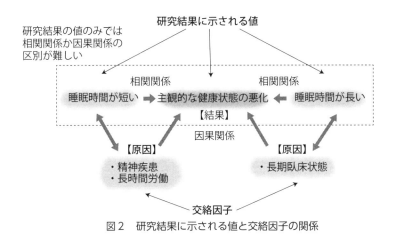

図2　研究結果に示される値と交絡因子の関係

時間が短くなってしまう、あるいは長くなってしまう状況をもたらしている要因が、睡眠時間とは独立して健康状態の悪化をもたらしていると考えることもできるでしょう。

　したがって、**図1**の調査結果から、睡眠時間と主観的な健康状態との関連は因果関係であると決定づけることは難しく、短時間睡眠をもたらす要因（精神疾患や長時間労働など）や、長時間睡眠をもたらす要因（長期臥床状態など）が真の原因である可能性を考慮しなくてはいけません。仮に健康状態の悪化をもたらしているのが、睡眠時間の長短そのものではないとすれば、睡眠時間と主観的な健康状態の関係は因果関係ではなく**相関関係**と呼ばれるものです。そして、研究結果に影響を与え得る、調べようとしている曝露要因以外の要因を**交絡因子**（Confounding factor）と呼びます。

　この調査で注目している曝露は「睡眠時間」でしたが、主観的な健康状態に影響を与えている睡眠時間以外の原因として、精神疾患や長時間労働、長期臥床状態などが挙げられ、これらは交絡因子です。もちろん健康状態は年齢にも関係するように思われますし、飲酒状況や社会経済的環境など、交絡因子は多岐にわたります。こうした様々な交絡因子により、注目している曝露と健康状態の関連性が、過大もしくは過小に評価されてしまう現象を**交絡**（Confounding）と呼びます。

　睡眠時間と健康状態に関連性があるのかを検討したい場合、結果に影響を及ぼすであろう交絡因子を、曝露群と非曝露群で均等にしておかねばなりません。ランダム化比較試験では、こうした交絡因子をあらかじめ均等に2群に割り付けることが可能であり、交絡が起こり得る可能性が極めて低くなります。それゆえ内的妥当性が高いと言われるのです[1]。他方で、観察研究では交絡の影響を完全に排除することが困難であるがゆえに、研究結果の内的妥当性が低くなるのです。

1. 交絡因子となり得る3つの条件

　改めて相関関係と因果関係の違いを整理しておきましょう。相関関係とは、**2つの事象のうちの1つが変化するのに合わせてもう片方も変化しているように見える関係**のことです。例えば「XとYの間に相関関連がある」といった場合、**Xの値によってYの値が異なる状態**を意味しています。他方で、因果関係とは、**一方の値を操作すると、もう一方の値も変化するような原因と結果の関連**のことです。「XとYの間に因果関係がある」といった場合、**Xの値を操作することでYの値が変化する状態**を意味しています。

　この相関関係と因果関係ですが、観察研究の結果からは区別をつけることは困難です（**図2**）。だからこそ、観察研究の結果を読み解くうえでは、被験者集団がどんな曝露を有する人たちなのだろう？　と想像をめぐらしてみることが肝要です。交絡がどの程度起きやすいのか、どのような因子が交絡に関与しているのかを推測することによって、示された研究結果の内的妥当性を評価することが可能となります。

　ところで、どんな因子でも交絡因子となり得るわけではありません。交絡因子となるには**「XとYに関連がありなおかつ、Xによって引き起こされる結果でない」**ことが条件となります。例えば、Xを毛髪量、Yを年収として考えてみましょう（**図3**）。一般的には、加齢とともに毛髪量は減ります（ZはXと関連あり）。

＊1　専門的な話になりますが、ランダム化比較試験の統計解析が一般的に単変量解析なのはランダム化によって交絡の影響が排除されている前提があるからです。交絡の影響を排除できない観察研究では、多変量解析を行わないと関連性を適切に評価できません。

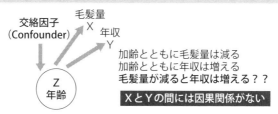

図3　交絡因子となり得る条件

また加齢とともに年収が増えます（ZはYと関連あり）。

　もちろん、年をとっても抜け毛が増えない人もいますし、年功序列とは古い考え方かもしれませんが、あくまで例なのでご容赦ください。年齢と毛髪量、そして年齢と年収に関連はありそうですが、毛髪量（X）が減ることが原因で歳（Z）をとるわけではありません。つまり、加齢（Z）は毛髪量（X）によって引き起こされる結果ではないのです。したがって、年齢は、毛髪量と年収の関連において交絡因子の条件を満たしていることになります。当然ながらこの場合、毛髪量（X）と年収（Y）の間には因果関係はありません。

　では交絡ではないケースとはどのようなものでしょうか。**図4**を見てみましょ

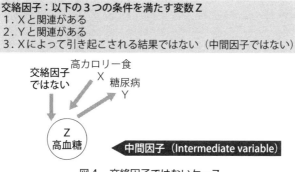

図4　交絡因子ではないケース

う。高カロリー食（X）と高血糖（Z）、糖尿病（Y）と高血糖（Z）には関連がありますが、高血糖は高カロリー食によってもたらされることがあります。つまり、ZはXによって引き起こされる可能性があるため、交絡因子となり得る条件（3）を満たしていません。この場合、高血糖は交絡因子ではなく**中間因子**と呼ばれます。**図4**のケースでは高カロリー食により高血糖が引き起こされ、持続的な高血糖が糖尿病を引き起こすという因果関係の連鎖を示しているだけです。

▌2.　交絡を調整するとはどういうことか

　どのような交絡因子が研究結果に影響しているのかを推測することで、観察研究データをより深く考察することができるようになります。多くの観察研究論文では、想定される代表的な交絡因子を統計的に補正して解析し、交絡の影響を少なくさせる配慮を行っています。しかし、あくまで想定される代表的な交絡因子のみの補正であり、**考慮されるのは既知の交絡因子のみ**です。未知の交絡因子を考慮することはできず、これが観察研究の手法的限界といえます。

　その点、ランダム化比較試験では未知の交絡因子まで均等に振り分けてしまうために内的妥当性が高かったわけですね。以下では、実際の論文を例に、交絡因子の補正、そして観察研究において交絡を考えるとはどういうことなのかについて解説していきましょう。

　神戸市で出生した7万6,920人の乳幼児を対象に、受動喫煙と虫歯のリスクの関連を検討した後ろ向きコホート研究[2] が報告されています。研究参加者は受動喫煙のなかった3万4,395人、同居家族に喫煙者がいるものの、子どもの前では喫煙しない3万7,257人、同居家族による受動喫煙が明らかだった5,268人の3つのグループに分けられ、虫歯の発症リスクが比較されました。研究概要とその結果を**図5**に示します。

　3年間における虫歯の発症率は、受動喫煙のないグループで14%、子どもから離れて喫煙したグループで20%、受動喫煙が明らかなグループで27.6%でした。受動喫煙がないグループと比較して、子どもから離れて喫煙したグループで1.46倍、受動喫煙が明らかなグループでは2.14倍、統計学的にも有意に多

	【非曝露群】	【曝露群①】	【曝露群②】
	受動喫煙なし （3万4,395人）	同居家族に喫煙者がいるものの、子どもの前では喫煙しない （3万7,257人）	同居家族による受動喫煙が明らか （5,268人）
虫歯の発症 （発症率　%）	4,453人 （14.0）	6,925人 （20.0）	1,351人 （27.6）
相対比	基準	1.46倍	2.14倍

2004〜2010年において神戸市で出生した7万6,920人の乳幼児

原因？　　　　　　　因果関係？　　　　　　結果
受動喫煙　→　子どもの虫歯

図5　受動喫煙と虫歯の関連
(Tanaka S, et al: Secondhand smoke and incidence of dental caries in deciduous teeth among children in Japan: population based retrospective cohort study. BMJ. 2015; 351: h5397)

いという結果となっています。しかし、この研究結果は本当に因果関係を示しているものなのでしょうか。受動喫煙により取り込まれた化学物質が、虫歯を引き起こす原因菌を活性化して、子どもの虫歯を発症させるのだ、というメカニズムも想像できますが、一般的には「なんで？」と思うことのほうが多いのではないでしょうか。

——受動喫煙が日常的に起こっているような環境ってどのようなものだろうと考える、これが交絡因子を想定するということです。

　この論文でも研究の限界として言及していますが、結果に影響を与え得る因子の統計学的な補正が十分ではないように思われます。本研究の統計解析において、出生時の母親の年齢や妊娠週、出生時体重・身長などで統計的に補正はなされてはいるものの、子どもの虫歯の要因は食習慣や生活習慣、両親の健康意識など多岐にわたります。

　受動喫煙が起こり得る状況を突き詰めていくと、子どもの歯みがき頻度や、1日の間食の回数なども想定することができます。もちろん、この研究論文から、真の原因が特定できるわけではありません。図6に示した関連性はあくまで、ぼ

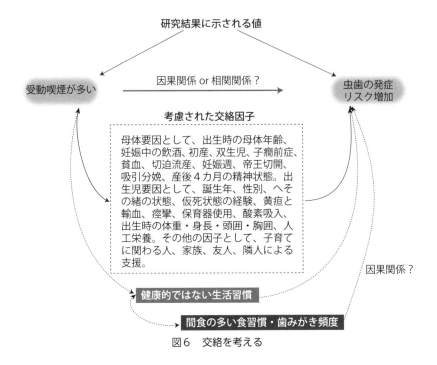

図6　交絡を考える

くの仮説にすぎません。交絡を突き詰めて、新たな因子が原因であるという仮説をもとに、再度、研究を行わなければ、関連性を客観的に評価したことにはならないからです。ただ交絡の層を1枚1枚はがすにつれて、徐々に生物学に内在した、深遠な原因の理解に近づくことには間違いないでしょう。

《 2. 介入効果の極小性を考慮する 》

1. Healthy adherer effect

　服薬アドヒアランスという言葉を聞いたことがありますか。医療者の指示した用法通りに患者が薬を飲めているかどうかを評価する概念のことです。つまりは、患者が薬物治療にどれだけ積極的に関わろうとしているかを示す度合いであり、

飲み忘れや飲み残しなく、決められた通りに飲んでいるかを示す指標と言えます。

　服薬アドヒアランスと生命予後の関連性を検討した研究報告 3) によれば、薬物療法全般の解析において、薬剤の服薬アドヒアランスが高い人は、低い人に比べ、死亡リスクが44％低いという結果が示されています。また本研究では、興味深いことにプラセボの服薬アドヒアランスが高い人でも、死亡リスクが44％低いという結果でした（表1）。

表1　アドヒアランスと死亡リスクの関係

薬物療法の種類	死亡リスク（オッズ比［95％信頼区間］）
薬物治療全体	0.56［0.50-0.63］
プラセボ	0.56［0.43-0.74］

(Simpson SH, et al: A meta-analysis of the association between adherence to drug therapy and mortality. BMJ. 2006; 333: 15)

　何ら薬理作用を有さないプラセボが、死亡リスクを低下させるとはどういうことでしょうか。もちろん、プラセボ効果の存在は様々な疾患領域で、複数の研究 4-7) により示されており、第3のスキルで示したように、その効果の大きさは軽視できません。しかし、死亡リスクが44％低いということを、プラセボ効果のみで説明することには無理があるように思います。プラセボの服薬アドヒアランスが良好な集団では死亡リスクが低い、という結果の解釈においては、「服薬アドヒアランスが高い人とはそもそもどのような集団であろうか？」と考えを巡らせることが肝要です。

　服薬アドヒアランスが高い集団というのは、一般的に治療に対する関心が高い集団と言えそうです。関心がなければ毎日しっかり薬を飲もうとは思わないでしょう。そして治療に対する関心が高い集団はまた、医療機関を受診したいという自らの意思を持ち、受療行動に必要な認知機能、身体能力も保持している可能性が高いと言えます。さらには、治療への関心が高いがゆえに、医師の指示に対して従順な傾向があり、少しでも健康に不安があれば早期に受診する人たちでしょう。また、普段から食事内容に気をつけていたり、予防接種や、健康診断などの予防医療を積極的に受けている可能性もあります。

　つまり、服薬アドヒアランスの良い集団というのは、そもそも健康志向が強い

傾向にある集団であり、潜在的に死亡リスクが低いのです。したがって、服薬アドヒアランスが良いことが臨床アウトカムを改善しているというよりは、服薬アドヒアランスの良い人の特性（健康や治療に対する関心の高さとその行動）が臨床アウトカムの改善をもたらしているのかもしれません。

　このように、服薬アドヒアランスが高い人の振る舞いが健康関連アウトカムに与える影響のこと Healthy adherer effect と呼びます。実際、脂質異常症治療に用いられるスタチン系薬剤の服薬アドヒアランスが良好な患者では、そうでない患者に比べて、スクリーニング検査や予防接種など、予防医療サービスを受ける可能性が高く[8]、転倒や骨折、さらには自動車事故リスクの低下が示されています[9]。

▌2. 薬剤効果の極小性

　私たちが感じることができる、経験的（主観的）な**薬剤効果（Effectiveness）**とは、薬そのものの厳密な**薬剤効能（Efficacy）**だけでなく、自然治癒や、服薬という行為に付随する様々な健康関連行動、そしてプラセボ効果によって構成される多因子的なものであることは第3のスキルでも解説しました。そして、有効性にしろ、有害性にしろ、Effectiveness に占める厳密な薬 Efficacy は、ぼくたちが想像しているよりも小さい可能性すらあります。

　薬の Efficacy について、2型糖尿病治療薬のカナグリフロジンを例に、その大きさを見てみましょう。2型糖尿病の治療薬はメトホルミン以来、長らく心臓病の発症を抑制したとする質の高いランダム化比較試験は報告されていませんでした。しかし、カナグリフロジンと同クラスであるエンパグリフロジンのランダム化比較試験[10]では、主要心血管イベントを有意に抑制したと報告され注目を集めました。それに続くカナグリフロジンのプラセボ対照二重盲検ランダム化比較試験2研究の統合解析 CANVAS Program[11]でも、主要心血管イベントに対して、統計学的に有意なリスク低下が示されたのです。

　CANVAS Program におけるカナグリフロジンの主要心血管イベント抑制効果を**図7**に示します。14％リスクを減らすと言われると、何となく効果がある

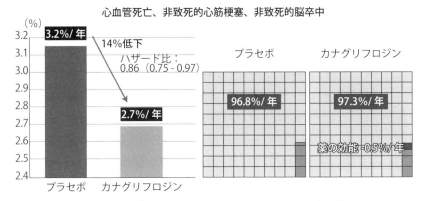

図7　カナグリフロジンの心血管イベントに対する有効性
(Neal B, et al: Canagliflozin and Cardiovascular and Renal Events in Type 2 Diabetes. N Engl J Med. 2017; 377: 644-657)

ように感じてしまいますが（**図7左**）、イベントを起こしていない人に注目すると、それほど大きな差でもないように見えてしまいます（**図7右**）。

　CANVAS Program ではまた、プラセボと比較してカナグリフロジンで下肢切断リスクが約2倍高いことが示されており、カナグル®の添付文書にもその旨が記載されています。「下肢切断リスクが2倍増加する」と表現されると、かなり大きなリスクのように感じますけど（**図8左**）、イベントを起こさない人も含めた全体からみればそのリスクはごくわずかな印象すらあります（**図8右**）。もちろん、副作用を軽視してよいということではありませんが、指標の表現方法を変えることで、「効果」の印象ががらりと変わることがよくわかるかと思います。

　このように、薬剤効果の表現方法を変えることで、効果の大きさに対する印象が変化するということは、ぼくたちがイメージしている医学的介入効果の大きさと、実際的な効果の大きさは、必ずしも一致していない可能性を示唆します。

　一般的に、健康格差や健康状態の改善には医療が重要だと思われることも多いですが、健康問題に医療そのものが寄与している割合は、必ずしも大きくはありません[12]。曖昧な効果だからこそ、**図7**や**図8**のように表現方法を変えれば効果の印象も大きく変化するとは言えないでしょうか。実際、すべての米国人に良

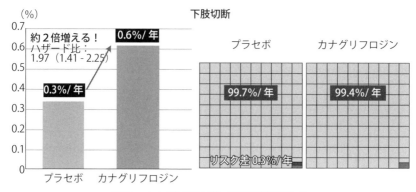

図8　カナグリフロジンの下肢切断リスク

(Neal B, et al: Canagliflozin and Cardiovascular and Renal Events in Type 2 Diabetes. N Engl J Med. 2017; 377: 644-657)

質な医療が無償で提供されたとしても、早期死亡を減らすことができるのは10%にすぎないと言われています[13]。医学的介入がもたらす健康への影響よりも、患者の健康関連行動や社会的環境が占める割合のほうが大きいのです（**表2**）。

表2　健康の決定要因と早期死亡への寄与割合

健康の決定要因	早期死亡への寄与割合
社会的環境	15%
環境曝露	5%
医療	10%
患者の行動	40%
遺伝的素質	30%

(Schroeder SA, et al: Shattuck Lecture. We can do better--improving the health of the American people. N Engl J Med. 2007; 357: 1221-1228)

▌3.　社会疫学という視点

　人の健康状態を規定する経済的・社会的条件のことを、**健康の社会的決定要因 (Social determinants of health: SDH)** と呼びますが、その一つとして注目を集めているのが、**ソーシャル・キャピタル（Social capital）** です。

　ソーシャル・キャピタルを直訳すると、社会資本となりますが、インフラを意味する「社会資本」とは異なります。どちらかといえば、**社会関係資本**というような意味合いに近いと言えます。つまり、**社会・地域における人々の信頼関係や結びつき、社会的つながりを示す概念**のことです。

　社会的つながりが健康に良い影響をもたらすことは複数の研究で示されています。2010 年に報告された Holt-Lunstad らによる研究 [14] では、社会的つながりを有することによる死亡リスク低下効果は、喫煙者が禁煙をすることによる死亡リスク低下効果に匹敵すると報告されています。また、2013 年に報告された Uphoff らによる研究 [15] では、社会的つながりが社会経済的地位の低い集団に対して、健康に良い影響をもたらす可能性が示されています。

　さて、**表3**は《ある事故》における生存者の割合を示したものです。この表の数値を見て、どのような事故だったかわかりますでしょうか？　生存割合が高い人はどのような背景を有していたのかに注目すると、と何となく想像できるかもしれません。

表3　《ある事故》における生存者の割合

性別	経済状況	成人	小児
男性	高	32.6%	100%
	中	8.3%	100%
	低	16.2%	27.1%
	その他	22.3%	—
女性	高	97.2%	100%
	中	86.0%	100%
	低	46.1%	45.2%
	その他	87.0%	—

(Jeffrey SS, et al: The "Unusual Episode" and a Second Statistics Course. Journal of Statistics Education. 1997; 5)

　例えば、女性では、男性に比べて生存割合が高いことが示されています。また、成人と小児を比較すると、小児で生存割合が高いことも示されています。さらに経済状況を見てみると、貧困層よりも富裕層で生存割合が高いことがわかります。経済的に裕福な子どもや女性の生存割合が高い状況―それはどのような事故だっ

たのでしょう。

　表3が示しているのは、1912 年に発生した豪華客船、タイタニック号沈没事故における生存者の割合です[16]。ジェームズ・キャメロン監督による 1997 年の映画、『タイタニック』をご覧になった方もおられることでしょう。

　史上最大の豪華客船といわれたタイタニック号は、イギリス・サウサンプトン港からニューヨークへ向かう途中、北大西洋上で巨大な氷山に激突し沈没しました。タイタニック号は当時の最新技術を用いて造船されており、沈むことはあり得ない、という想定のもと、規定より大幅に少ない数の救命ボートしかなかったそうです。そのため、事故発生により乗員乗客の避難は混乱を極めていきました。

　退避による混乱のなかでも**表3**から推察されるのは、**男性よりも女性や子どもを優先的に退避させる**という社会・文化的背景、そして、**経済状態が高い人ほど、優先的に避難できるチャンスを獲得できた**という経済格差による影響も示されています。人の生存が社会的要因に大きな影響を受けた端的な例といえるかもしれません。

▌4. 所得格差と健康格差

　これまで見てきたように、人間の健康状態は生物学的な要因だけでなく、社会環境や文化的要因にも深く関連しています。したがって、医学的介入の効果や曝露がもたらす影響についても、社会環境というマクロな視点で見渡してみることも必要でしょう。特に所得、つまり世帯収入は健康の社会的決定要因を考えるうえで軽視できない要因です[17]。1999 ～ 2014 年における米国の税金のデータおよび、社会保障データを解析した研究[18]によれば、収入が少ない人の寿命は短く、逆に収入が多い人の寿命は長いことが示されています（**図9**）。

　この研究は、40 ～ 76 歳の約 14 億人（平均 53.0 歳、勤労者の収入中央値、6 万 1,175 ドル / 年）の観察人口を対象にしたものです。解析の結果、収入の上位 1 ％の集団は下位 1 ％の集団と比較して、男性においては 14.6 年［95 ％信頼区間 14.4 ～ 14.8］、女性においては 10.1 年［95 ％信頼区間 9.9 ～ 10.3］、

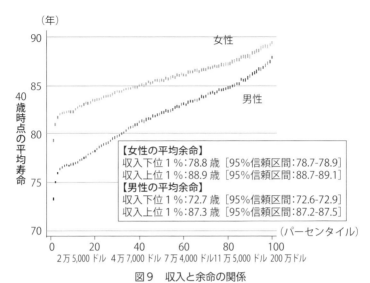

図9　収入と余命の関係
(Chetty R, et al: The Association Between Income and Life Expectancy in the United States, 2001-2014. JAMA. 2016; 315: 1750-1766)

寿命が長いという結果でした。また、この解析において、高所得層では地域による寿命の差異はほとんどみられていませんが、低所得層では、ニューヨークやサンフランシスコに住んでいる人のほうが、ダラスやデトロイトに住んでいる人よりも寿命が長いことが示されており、平均寿命が最も高い地域と、最も低い地域の間で、約4.5年の差がありました。

　所得がもたらす健康への影響を考えたとき、そのメカニズムには大きく2つの影響を考えることができます [19, 20]。貧困そのものが健康に悪影響を与えているという**物質的困窮経路**、もう一つは、自分に似た他人と自分の所得との格差（これを相対的剥奪〈Relative deprivation〉と呼びます）によるストレスの増加が、健康への悪影響を引き起こしているという**社会・心理ストレス経路**です（**図10**）。

　社会疫学研究の結果が示しているのは、人の健康が生物・医学的な要因だけでなく、社会・経済・心理的な要因によって大きく左右されているという事実です。ぼくたち日本人の生命曲線は1980年に理想としているそれを既に達成しており [21, 22]、世界的に見ても健康長寿国です。医療がもたらす恩恵というものを考

所得分布と健康に関する経路仮説

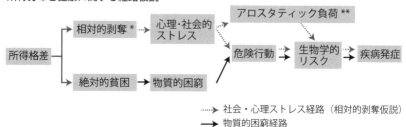

……▶ 社会・心理ストレス経路（相対的剥奪仮説）
──▶ 物質的困窮経路

＊相対的剥奪
他人と自分を比較して不満や欠乏の気持ちを抱いている状態。人並みに収入があっても周囲の人に比べて相対的に豊かさが乏しいと感じることによるストレス。

＊＊アロスタティック負荷
ストレスレベルがある閾値を超えてしまうと、それが原因で脳や身体に障害が発生する可能性があるが、この身心疲弊をもたらすストレス負荷をアロスタティック負荷と呼ぶ。

図 10　格差社会がもたらす健康への影響
(Kondo N: Socioeconomic disparities and health: impacts and pathways. J Epidemiol. 2012; 22: 2-6)

えたときに、これ以上たくさんの検査や投薬を行っても、それに見合うだけの生命予後の改善が期待できるかどうかは議論の余地があります。健康問題や医学的介入効果の大きさを考えるうえで、健康の社会的決定要因を探究する学問分野である**社会疫学**は、これまでにない視点を提供してくるものと思います。

【参考文献】
1) Hayashi R, et al: Working hours and risk of acute myocardial infarction and stroke among middle-aged Japanese men- the Japan public health center- based prospective study cohort II. Circ J. 2019; 83: 1072-1079. PMID: 30842356
2) Tanaka S, et al: Secondhand smoke and incidence of dental caries in deciduous teeth among children in Japan: population based retrospective cohort study. BMJ. 2015; 351: h5397. PMID: 26489750
3) Simpson SH, et al: A meta-analysis of the association between adherence to drug therapy and mortality. BMJ. 2006; 333: 15. PMID: 16790458
4) Paul IM, et al: Placebo effect in the treatment of acute cough in infants and toddlers: a randomized clinical trial. JAMA Pediatr. 2014; 168: 1107-1113. PMID: 25347696
5) Al-Lamee R, et al: Percutaneous coronary intervention in stable angina

(ORBITA)：a double-blind, randomised controlled trial. Lancet. 2018; 391: 31-40. PMID: 29103656

6) Carvalho C, et al: Open-label placebo treatment in chronic low back pain: a randomized controlled trial. Pain. 2016; 157: 2766-2772. PMID: 27755279

7) Rief W, et al: Differences in adverse effect reporting in placebo groups in SSRI and tricyclic antidepressant trials: a systematic review and meta-analysis. Drug Saf. 2009; 32: 1041-1056. PMID: 19810776

8) Patrick AR, et al: The association between statin use and outcomes potentially attributable to an unhealthy lifestyle in older adults. Value Health. 2011; 14: 513-520. PMID: 21669377

9) Dormuth CR, et al: Statin adherence and risk of accidents: a cautionary tale. Circulation. 2009; 119: 2051-2057. PMID: 19349320

10) Zinman B, et al: Empagliflozin, cardiovascular outcomes, and mortality in type 2 diabetes. N Engl J Med. 2015; 373: 2117-2128. PMID: 26378978

11) Neal B, et al: Canagliflozin and cardiovascular and renal events in type 2 diabetes. N Engl J Med. 2017; 377: 644-657. PMID: 28605608

12) McGinnis JM, et al: The case for more active policy attention to health promotion. Health Aff (Millwood) . 2002; 21: 78-93. PMID: 11900188

13) Schroeder SA, et al: Shattuck Lecture. We can do better--improving the health of the American people. N Engl J Med. 2007; 357: 1221-1228. PMID: 17881753

14) Holt-Lunstad J, et al: Social relationships and mortality risk: a meta-analytic review. PLoS Med. 2010; 7: e1000316. PMID: 20668659

15) Uphoff EP, et al: A systematic review of the relationships between social capital and socioeconomic inequalities in health: a contribution to understanding the psychosocial pathway of health inequalities. Int J Equity Health. 2013; 12: 54. PMID: 23870068

16) Jeffrey SS, et al: The "Unusual Episode" and a second statistics course. Journal of Statistics Education. 1997.

17) Subramanian S, et al: Income inequality and health: what have we learned so far? Epidemiol Rev. 2004; 26: 78-91. PMID: 15234949

18) Chetty R, et al: The association between income and life expectancy in the United States, 2001-2014. JAMA. 2016; 315: 1750-1766. PMID: 27063997

19) Kondo N: Socioeconomic disparities and health: impacts and pathways. J Epidemiol. 2012; 22: 2-6. PMID: 22156290

20) 近藤尚己，他．高齢者における所得の相対的剥奪と死亡リスク．医療と社会；2012. 22：91-101. DOI；10.4091／iken.22.91

21) Fries JF: Aging, natural death, and the compression of morbidity.N Engl J Med. 1980; 303: 130-135. PMID: 7383070

22) 厚生労働省 平成 29 年簡易生命表の概況

\\ 第7のスキル //

偶然の影響やバイアスの存在を想像するスキル

　ぼくたちの身の回りには様々な情報が存在します。何かの行動方針を決定する際において、情報の存在は判断の多様性をもたらしてくれることでしょう。とはいえ、情報が表しているものが必ずしも真実とは限りません。むしろ、多くの場合で真実を表現した情報の作成は困難です。情報は言語や数値で表現されますが、そのような情報と真実の間には、偶然やバイアスの影響によって、言葉や数値に変換できなかったものがたくさんあるからです。情報が表しているものは**図1**のように「**真実**」、「**偶然**」、「**バイアス**」の3つに分けることができます。

情報が表しているもの

| 真実 |
| 偶然 |
| バイアス |

交路バイアス（Confounding bias）

選択バイアス（Selection bias）
・Berkson's bias
・Healthy worker effet
・Healthy-vaccinee effects
・Healthy user effect
・Healthy adherer effect
情報バイアス（Information bias）
・Recall bias
・Rumination bias
・Interviewer bias
・Diagnostic bias
・Measurement bias
・Socialdesirability bias

図1　情報が表しているもの―真実、偶然、バイアス

1. 偶然とは？

　偶然とは何でしょうか？　改めて問われると明確な回答に困ってしまいますが、対義語である「必然」的なものが欠如している状態と言ってよいかもしれません。副詞的にいえば「たまたま」と表現される何かをイメージしてもらえばよいと思います。思いもよらなかった出来事が発生した場合、ぼくたちは「偶然に起きた」と表現することが多いはずです。情報が示している偶然も、表現されている内容が、たまたまそうであっただけで、それが必然的な真実ではない、ということです。

　臨床研究では、医学的介入の効果を統計的な指標を用いて客観的な数値で示します（第8のスキル参照）。しかしながら、このような数値情報にも偶然の影響が付きまといます。例えば、薬Aは心臓病のリスクを20％低下させるという研究結果があったとしても、別の被験者集団を対象にして研究を行ってみたら、異なった結果になるかもしれません。後述するように、臨床試験が標本調査である以上、母集団から標本を組み入れる時点で偶然の影響を受けることになります。

　一般的に、臨床試験を含む医学・薬学領域の研究では、偶然的に真実とは違った記述がなされる可能性を5％まで許容します（これを有意水準と呼びます）。特にランダム化比較試験のような仮説検証型の研究では、偶然の影響が5％以下になるために必要な症例数を厳密に設定します（これをサンプルサイズと呼びます）。症例数が多いほど偶然の影響は少なくなり研究の精度が増していきます。そして、研究の標的集団全体を調査する**全数調査**[1]では偶然の影響は完全に排除できます。しかし、すべての人を対象に調査を行うのは、莫大なコストと時間、そして労力を伴います。

　例えば2型糖尿病の患者さんを対象にランダム化比較試験を行いたい場合、2型糖尿病の診断を受けた、すべての人を対象にすれば、偶然の影響を完全に排除した研究データを得ることができます。しかし、地球上すべての2型糖尿病患者をもれなく研究に組み込むことは極めて困難でしょう[2]。

＊1　総務省統計局が行っている国勢調査は、日本に住んでいるすべての人および世帯を対象とした全数調査の代表的なものです。

＊2　仮にできたとしても、研究に関わる費用は天文学的な数字になりそうです。

　病態生理学的には2型糖尿病を発症していても、様々な理由で医療機関を受診できずに、糖尿病と診断されていない人は世界中に数多く存在するはずです。また、医薬品の臨床試験では、試験参加に同意を得られない集団も存在します。こうした人たちを強制的に研究に組み入れるわけにはいきません。そのため臨床研究は、母集団（研究の対象となる全集団）ではなく、そのなかの一部の集団（標本）を対象にした**標本調査**を行うよりほかないのです。

　標本調査で重要なのは、**標本が母集団の特性を十分に兼ね備えているか**どうかです。これは第5のスキルで解説した**外的妥当性**の程度と同義です。標本が全員喫煙者だったり、極端な体格指数（BMI）を有する人ばかりで構成されていたりしたら、研究結果を一般化することは難しいでしょう。

　そして、**母集団から標本を抽出する際に偶然の影響を受ける**ことになります。つまり、研究対象となる被験者（標本）を集める際に、たまたま喫煙者の多い集団に偏ってしまったり、合併症を有さない健常な人のみが集められてしまったりすることがあり得るということです（**図2**）。こうした標本集団で研究を行うことにより、得られた研究結果は少なからず真実とは乖離し、外的妥当性が低下します。このような偶然の影響による真実からの誤差を**偶然誤差**と呼びます。

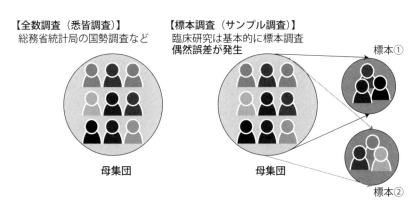

図2　全数調査と標本調査、偶然の影響

2．　バイアスとは？

　バイアスとは**偶然とは無関係な偏り**のことです。研究データの収集やその解析、あるいは解釈の過程で、真実とは系統的に異なった結論につながる誤差を指し、**系統誤差**とも呼ばれます。バイアスには、大きく**交絡バイアス（Confounding bias）**、**選択バイアス（Selection bias）**、**情報バイアス（Information bias）**の３つがあります。

①交絡バイアス（Confounding bias）

　交絡とは、研究結果について２つ以上の要因が考えられ、それぞれの原因がどの程度結果に影響しているか区別できない状態を指し、交絡をもたらす因子を交絡因子と呼びます。交絡については第６のスキルで詳述しました。

②選択バイアス（Selection bias）

　選択バイアスは、研究対象者を選択する過程で発生します。例えば、あるファストフード店で提供されるメニューがおいしいかどうかについてアンケート調査を行う場合、ファストフード店利用者のみで調査を行ったら、どのようなバイアスが生じ得るでしょうか。臨床研究の結果を解釈するうえで、**「調査対象集団が、いったいどのような特性をもった集団だろう」**と想像してみることが重要であることは第６のスキルでも述べました。交絡因子や結果の外的妥当性のみならず、選択バイアスを想定するうえでも大切な考え方です。

　ファストフード店を利用している人はどのような集団だろうと考えてみたとき、このお店で提供されるメニューについて、「おいしくない」あるいは「好みではない」という人は、そもそもこのお店を利用していない可能性があります。

　つまり、調査の対象となっている集団はこの店のメニューに対する好感度が、もともと高い集団かもしれません。得られた調査結果は、メニューのおいしさを過大に評価している傾向にあると言えるでしょう。

　臨床研究では様々な選択バイアスが生じますが、例えば新薬の有効性に関するランダム化比較試験参加者では、新薬に関心があるような人たちが研究に参加している可能性があります。興味のない人はそもそも臨床試験に参加しようとは思

いませんよね。最初から薬物治療や健康への関心度が高い人たちが被験者集団を構成しているのです。このような集団特性と一般人口集団の間には背景特性のギャップが生じることになります。このギャップが外的妥当性の低下の大きな要因であり、「真実」との乖離が選択バイアスとなって顕在化することになります[3]。

　主な選択バイアスを（**表1**）にまとめます。選択バイアスは、ランダム化比較試験における外的妥当性の低下や、ランダム化の行えない観察研究において、結果をゆがめてしまう主要な原因になります。

表1　主な選択バイアスの種類

主な選択バイアス	どのような特性をもった集団だろう？
Berkson's bias	入院患者では、一般人口集団と比較して、特定の疾患や併存疾患の有病割合が高い傾向にある。
Healthy worker effect	労働者は、寝たきりでない、認知機能が正常、定期検診を受けている、就労条件をクリアできる身体能力を保持している、など一般人口よりも健康状態が良好な可能性がある。
Healthy-vaccinee effect	ワクチンを接種できる人は、ワクチン接種が不可となるような医学的問題がなく、疾病予防の恩恵を受けることができる程度の生存が見込まれる集団である。
Healthy user effect	合併症を予防するような薬剤を新規で投与された人は、そもそも医療機関を受診している集団である。他方、新規に薬剤を投与されない人は健康状態が良いか、もしくは健康や医療に関心がない集団であり、後者は潜在的に健康状態が悪い集団ともいえる。
Healthy adherer effect	服薬アドヒアランスが良い人は、治療や健康状態に対する関心が高く、健診や予防接種を積極的に受けたり、生活習慣に気を付けたり、危険な行動を避ける傾向にある。

■ Berkson's bias（バークソンのバイアス）

Berkson's bias は、入院患者を対象とした研究において結果をゆがめてしまう大きな原因となります。入院患者は一般人口集団よりも、慢性疾患の有病割合が高かったり、医療施設の特性により特定の疾患患者がより多く集まったりする傾向があるからです。

＊3　外的妥当性が低下する要因として、偶然的に被験者集団が特定の患者背景に偏ってしまった偶然誤差による影響と、研究に組み入れる段階で生じる選択バイアスの2つを挙げることができます。

　図3は入院患者と地域住民を比較して、呼吸器疾患を有する人、呼吸器疾患の
ない人、集団全体の3つのグループで運動器疾患の有病割合を検討した仮想デー
タです。運動器疾患とは骨・関節・筋肉・腱・靭帯・神経などの身体を支えたり
動かしたりする組織・器官に何らかの障害が発生する疾患です。

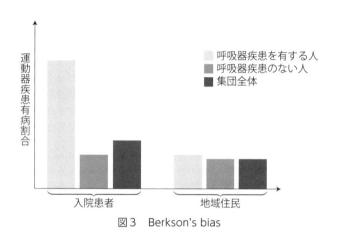

図3　Berkson's bias

　入院患者のデータのみに注目してみると、呼吸器疾患を有する人では、運動器
疾患の有病割合が高いことがわかります。一見すると、呼吸器疾患を起こす人で
は運動器疾患が多い、という関連性があるように思えます。図3の左部分を見せ
られながら「運動疾患が呼吸器疾患の危険因子である」と言われると、深く納得
してしまうかもしれません。しかし、地域住民のデータを見てみると、呼吸器疾
患の有無と運動器疾患の有病割合に明確な関連性を見てとることはできません。

　入院患者データと地域住民データのギャップは、呼吸器疾患と運動器疾患、そ
の両方を合併している人で入院する人が多いということから生じた典型的な
Berkson's biasです。入院患者を対象とした臨床研究では、このような選択バ
イアスを考慮し、研究結果の妥当性を熟慮する必要があります。

■ Healthy worker effect（健康労働者効果）
　労働者を対象とした研究では、死亡率が低く見積もられるケースがあります。

労働者という集団では、重度の疾患や障害を抱えた人が除外される傾向にあり、定期的に健康診断を受けているなど平均的な人口集団と比較して健常者が多い可能性があります。特定の労働者を対象とした研究では、このようなバイアスの影響を受けることがあり、この影響を **Healthy worker effect（健康労働者効果）** と呼びます（**図4**）。

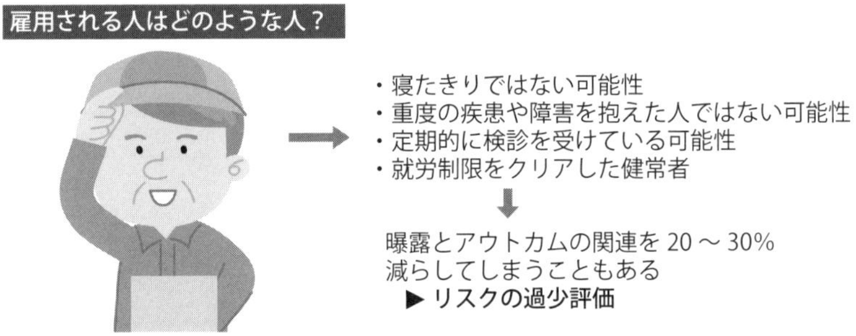

雇用される人はどのような人？

・寝たきりではない可能性
・重度の疾患や障害を抱えた人ではない可能性
・定期的に検診を受けている可能性
・就労制限をクリアした健常者

曝露とアウトカムの関連を 20 ～ 30%
減らしてしまうこともある
▶ **リスクの過少評価**

図4　Healthy worker effect

Healthy worker effect は、曝露とアウトカムの関連を、平均で 20 ～ 30% 減らしてしまう[1]と言われており、例えば有害事象の検討であれば、安全性を過小評価してしまうことになりかねません。

Healthy worker effect は、健康な人たちが曝露群に選択的に選ばれているという観点からすれば選択バイアスですが、対照群と曝露群の健康状態の差異、つまり交絡によるものとも捉えることができ、このようなバイアス現象を総じて Healthy worker effect と呼んでいます。なお、Healthy worker effect の影響を排除するためには、職業コホートの解析において、一般人口集団と比較しない、という方法が挙げられます。つまり、類似職業のコホートと比較することで、健康労働者効果を小さくすることができます。

日本では、原子力発電施設、原子力研究開発施設などの放射線業務従事者を対象とした「原子力発電施設等放射線業務従事者等に係る疫学的調査」が行われています。この調査は、低線量域の放射線が健康に与える影響を検討するために、財団法人放射線影響協会が文部科学省の委託を受けて、1990 年度から実施して

います。

　原子力発電施設等放射線業務従事者等に係る疫学的調査の第Ⅳ期（平成17～21年度）調査結果[2]によれば、放射線業務従事者（男性20万3,904人）の死亡率と、一般的な日本人男性（20歳以上85歳未満）の死亡率比較において、Healthy worker effectの影響が示唆されています（**表2**）。

表2　原子力発電施設等放射線業務従事者等に係る疫学的調査

評価項目	標準化死亡（SMR）	95％信頼区間[4]
全原因死亡	1.01	0.99 - 1.03
非新生物疾患	0.95	0.92 - 0.97
全新生物	1.04	1.01 - 1.07
白血病を除く全悪性新生物	1.04	1.01 - 1.07
慢性リンパ性白血病を除く白血病	1.00	0.84 - 1.18

（財団法人放射線影響協会. 原子力発電施設等放射線業務従事者等に係る疫学的調査. 第Ⅳ期調査, 平成17～21年度）

　SMR（Standardized mortality rate）とは、標準化死亡比と呼ばれる疫学的指標です。SMRは「（検討集団における実際の死亡数）／（期待死亡数）×100」で表されますが、集団の死亡率が、基準となる集団と比べてどのくらい高いかを示す比です。つまり、検討集団で実際に観察された死亡数が、期待死亡数の何倍であるかを示しているのです。期待死亡数とは、検討集団の死亡率と、基準となる集団の死亡率と同じだった場合に予想される死亡数のことです。

　標準化死亡比が100以上の場合は、検討集団が何らかの理由で死亡率が高いと判断されます。この報告では100を掛けていないようですが、比なので解釈は同じです。1を超えれば、放射線業務従事者の疾病リスクが一般的な日本人男性よりも高いと解釈できます。

　表2では、非新生物疾患、つまり、がんや腫瘍以外の疾患が統計学的にも有意に低いという結果になっています（標準化死亡比0.95［95％信頼区間0.92～0.97]）。しかし、これは放射線業務に従事していることによってリスクが低下

＊4　95％信頼区間については第8のスキル参照。

したというよりも、Healthy worker effect による影響の結果だと考えられます。また、白血病を除く全悪性新生物や全新生物は、統計学的にも有意[5]に増加しており、こうした評価項目では、Healthy worker effect の影響を受けにくいことが示されています[6]。

　職業コホートを用いた研究結果は、当該業種の健康問題に関して重要な情報を提供してくれますが、一般人口集団とリスクを比較している場合は、Healthy worker effect の影響があることを念頭に、その結果を慎重に考察すべきです。

■ Healthy-vaccinee effect

　図5は65歳以上の7万2,527人を対象としたコホート研究[3]の結果です。インフルエンザワクチンを接種していない人と比較した、インフルエンザワクチン接種者の肺炎もしくはインフルエンザによる入院率と、死亡率の相対比（相対危険度：縦軸）を示しています。

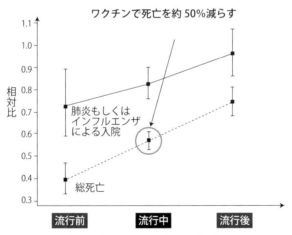

図5　Healthy-vaccinee effect

(Jackson LA, et al: Evidence of bias in estimates of influenza vaccine effectiveness in seniors. Int J Epidemiol. 2006; 35: 337-344)

＊5　統計的有意差についても第8のスキルで解説します。

＊6　本調査では喫煙や飲酒など、交絡による影響が考慮されておらず、白血病を除く全悪性新生物や全新生物のリスク増加について、その因果関係を論じることは難しいでしょう。

インフルエンザの流行前、流行中、流行後の3つのタイミングで発症率が比較されており、流行中ではワクチン接種で死亡が約50％減るという結果でした。しかし、ワクチンの効果が発揮されないはずの、流行前、流行後でも、ワクチン接種者で死亡が少ないという結果になっています。ワクチンの効果が期待できないはずの時期で、なぜ入院や死亡率が減少したのでしょうか。

ワクチンを接種できなかった人たちはどのような集団だったのでしょう。ワクチンの予防効果が期待できない余命の限られた集団であったり、ワクチンを接種できる健康状態にない、つまり潜在的に死亡リスクが高い集団かもしれません。他方で、ワクチンが接種できる人というのは、医学的に接種禁忌となるような健康問題を有していない健常集団です。観察研究では、被験者背景に関して十分な交絡補正を行わないと、ワクチンの効果を過大に見積もってしまう可能性があります。

■ Healthy user effect

心臓病のリスクを低下させたり、脳卒中のリスクを低下させるような、予防的治療を受けている人は、他の予防医療サービスも同時に受けようとしたり、他の健康志向的な行動をとる傾向にあり、こうした振る舞いがもたらす影響をHealthy user effect と呼びます。

例えば、スタチンのような予防的薬物療法を受けている患者さんでは、そうでない患者さんに比べてより食習慣に気遣い、車を運転するときにはきちんとシートベルトを着用し、タバコを吸わないなど、スタチンを服用していない人に比べて、健康的な行動をとる傾向にあると言えます。実際、スタチンの服用を開始した患者さんでは、そうでない患者さんに比べて、インフルエンザワクチン、肺炎球菌ワクチン、骨密度検査など、予防に関連する医療サービス利用頻度が高く、さらに喘息や慢性閉塞性肺疾患（COPD）患者では当該呼吸器疾患による入院リスクが低いという研究が報告されています[4]。

■ Healthy adherer effect

Healthy adherer effect については第6のスキルでご紹介しました。予防的な薬物治療の服薬アドヒアランスが良好な患者さんでは、不良な患者さんよりも健康的な行動に関与する可能性が高く、こうした振る舞いが生命予後（臨床アウ

トカム）に与える影響のことを Healthy adherer effect と呼びます。

　Healthy user effect とよく似た概念であり、どちらも当該予防的治療以外の
アウトカムに影響を及ぼす健康行動の効果という点では共通していますが
healthy adherer effect では、その関心が服薬アドヒアランスにあります。例
えば、スタチンのような予防的薬物療法の服薬アドヒアランスが良好な患者さん
は、そうでない患者さんに比べて、スクリーニング検査や予防接種など、予防医
療サービスを受ける可能性が高いと報告されています [4, 5]。

③情報バイアス（Information bias）
　情報バイアスとは、その名の通り、情報の収集や測定時に発生するバイアスで
す。主な情報バイアスを**表3**にまとめます。

表3　主な情報バイアス

主な情報バイアス	概要
Recall bias	過去の出来事や経験の記憶を想起するとき、その正確さと完全さが異なるために生ずるバイアス。
Interviewer bias	面接調査員が先入観を持っていると、回答を誘導してしまったり、先入観に当てはまるように回答を解釈してしまうことがある。
Rumination bias	回答者が質問の内容に思いを巡らして、大げさに回答したり、都合の良いように回答したりということがある。
Measurement bias	測定装置に問題があったり、測定する人によって違いがあったりすることによるバイアス。
Social desirability bias	社会的望ましさに対する反応の程度が異なるために発生するバイアス。「拾ったお金は警察に届けますか」、「お年寄りに席を譲りますか」というような質問をすると、実態よりも「はい」と答える人が多くなる傾向にある。

■ Recall bias
　症例対照研究に代表されるような後ろ向き研究で問題となるバイアスです。被
験者に過去の曝露状況や健康状態など質問する際に、本人の記憶が不正確なため
に生じます。つまり、思い違いや勘違い、適当な回答などによって結果がゆがめ
られてしまう影響のことです。Recall bias の影響を小さくするためには、被験
者の自己報告に基づく主観的な情報収集ではなく、診療報酬データやコホートに

登録されている医療記録を用いて情報収集するなどの方法があります。

■ Interviewer bias

　面接者の意識的・無意識的な心理状態によって生じるアウトカム測定結果の系統誤差です。テストの採点に喩えるならば、単なる採点ミスではなく、お気に入りの生徒に甘い点数をつけることに近いかもしれません。身内には甘い評価を下すことによって、生じるバイアスです。

■ Rumination bias

　回答者が質問の内容に思いを巡らして、大げさに回答したり、都合の良いように回答することがあります。これはホーソン効果による影響と近しいものと言えます。

■ Measurement bias

　測定装置に問題があったり、測定する人によって違いがあったりすることによる測定バイアスです。疾病の診断における同種の偏りを Diagnostic bias と呼びます。

■ Social desirability bias

　アンケート調査などにおいて、無意識のうちに、あるいは意識的に、回答者が自分を良く見せかけるような回答をしてしまうことにより生じるバイアスです。例えば、「拾ったお金は警察に届けますか」、「お年寄りに席を譲りますか」というような質問をすると、実態よりも「はい」と答える人が多くなります。人によって社会的望ましさに対する反応の程度が異なるため、このようなバイアスを生じます。Social desirability bias は社会的容認バイアス、あるいは社会願望バイアスと訳されることもあります。

▌ 3.　利益相反というバイアス

　利益相反（Conflict of Interest: COI）状態とは、ある行為が、一方の利益になると同時に、他方の不利益になるような状態のことです。利益相反は日常的に発生し得るもので、利益相反自体が善悪の評価対象になるわけではありません。

しかしながら、実際に利益相反行為が発動し、一方の利益が阻害され、他方の利益が増大することがしばしば問題となります。例えば、製薬企業から医療者に食事（お弁当）が提供されると、医師の処方行動が変化するという研究[6]が報告されています。

この研究ではスタチン、β遮断薬、ACE 阻害薬もしくは ARB、SSRI もしくは SNRI を処方した医師 27 万 9,669 人が対象となりました。ロスバスタチン、ネビボロール、オルメサルタン、デスベンラファキシンの先発品を宣伝した製薬企業からの食事提供と、後発品を含む他の代替薬と比較した各先発品の処方頻度が検討されています。

その結果、食事提供の回数がたった 1 回であったとしても、ロスバスタチン先発品の処方頻度が 1.18 倍、ネビボロール先発品の処方頻度が 1.7 倍、オルメサルタン先発品の処方頻度が 1.52 倍、デスベンラファキシン先発品の処方頻度が 2.18 倍、有意に増加することが示されました（**表4**）。この研究では、食事回数が増えたり、食費が 20 ドルを超えると、さらに処方率が高くなることも示されています。

表4　食事の提供回数と先発品処方頻度

薬剤名	食事提供回数と先発品処方頻度			
	1回	2回	3回	4回以上
ロスバスタチン	1.18 [1.17 - 1.18]	1.19 [1.19 - 1.20]	1.24 [1.23 - 1.25]	1.34 [1.33 - 1.35]
ネビボロール	1.70 [1.69 - 1.72]	1.87 [1.84 - 1.90]	2.18 [2.13 - 2.24]	2.42 [2.34 - 2.51]
オルメサルタン	1.52 [1.51 - 1.53]	1.79 [1.77 - 1.81]	1.98 [1.96 - 2.01]	2.26 [2.23 - 2.28]
デスベンラファキシン	2.18 [2.13 - 2.23]	2.34 [2.25 - 2.44]	3.21 [3.03 - 3.41]	2.47 [2.32 - 2.63]

数値は後発品を含む代替案に対する先発品処方のオッズ比 [95％信頼区間]
(DeJong C, et al: Pharmaceutical industry-sponsored meals and physician prescribing patterns for medicare beneficiaries. JAMA Intern Med. 2016; 176: 1114-1122)

また、製薬企業からの医師に対する何らかの利益供与は、わずかではありますが先発品使用率を上昇させることも報告[7]されています。この研究は 2,444 人

のマサチューセッツ州の医師を対象とした横断調査で、利益供与の総額が 1,000 ドルを超えるごとに、スタチンの先発品処方率は 0.1％［95％信頼区間 0.06 〜 0.13］上昇しました。さらに、2017 年に報告されたシステマティックレビュー[8] でも、製薬企業からの医師に対する利益供与が処方行動に影響を与え、当該企業 の医薬品を積極的に処方する傾向があることが報告されています。

　もちろんこうした研究報告は、必ずしも利益供与と臨床行動の因果関係を決定 づけるものではありませんし、海外の研究結果が直ちに日本の医師すべてに当て はまるものではないかもしれません。とはいえ、「お弁当一つで処方は変わらない」 と医療者が言い切ることもまた困難であることがわかるかと思います。少なくと も、こうした利益供与が、医療者の臨床判断に何らかのバイアスをもたらしてい ることは間違いありません。

　ランダム化比較試験においても、製薬企業から多額の資金が提供されることは 稀ではなく、研究の結果に影響を及ぼす可能性があります。実際、ランダム化比 較試験の結果は有効性が示されなかった研究よりも、有効性が示された研究で、 研究者と企業との間に金銭的な関係を持つことが多いと報告されています[9]。ま た、製薬企業がスポンサーについた臨床研究では、より好ましい結果が出やすい ことも報告されています[10]。したがって、どのような立場から研究が立案・実 施されているのかを十分に考察しながら、研究の結果に利益相反がどれほど影響 し得るのか、慎重に考えていく必要があります[7]。

＊7　通常、研究に関わる利益相反は論文の末尾に Conflict of interest として記載されます。 また、研究資金に関する記述もやはり論文末尾に FUNDING として記載されていることが多 いです。

【参考文献】

1) Shah D: Healthy worker effect phenomenon.Indian J Occup Environ Med. 2009; 13: 77-79. PMID: 20386623
2) 財団法人放射線影響協会. 原子力発電施設等放射線業務従事者等に係る疫学的調査（第Ⅳ期調査，平成 17 年度～平成 21 年度）. http://www.rea.or.jp/ire/pdf/report4.pdf
3) Jackson LA, et al: Evidence of bias in estimates of influenza vaccine effectiveness in seniors. Int J Epidemiol. 2006; 35: 337-344. PMID: 16368725
4) Patrick AR, et al: The association between statin use and outcomes potentially attributable to an unhealthy lifestyle in older adults. Value Health. 2011; 14: 513-520. PMID: 21669377
5) Brookhart MA, et al: Adherence to lipid-lowering therapy and the use of preventive health services: an investigation of the healthy user effect. Am J Epidemiol. 2007; 166: 348-354. PMID: 17504779
6) DeJong C, et al: Pharmaceutical industry-sponsored meals and physician prescribing patterns for medicare beneficiaries. JAMA Intern Med. 2016; 176: 1114-1122. PMID: 27322350
7) Yeh JS, et al. Association of industry payments to physicians with the prescribing of brand-name statins in Massachusetts. JAMA Intern Med. 2016; 176: 763-768. PMID: 27159336
8) Fickweiler F, et al: Interactions between physicians and the pharmaceutical industry generally and sales representatives specifically and their association with physicians' attitudes and prescribing habits: a systematic review. BMJ Open. 2017; 7: e016408. PMID: 28963287
9) Ahn R, et al: Financial ties of principal investigators and randomized controlled trial outcomes: cross sectional study. BMJ. 2017; 356: i6770. PMID: 28096109
10) Lundh A, et al: Industry sponsorship and research outcome. Cochrane Database Syst Rev. 2017; 2: MR000033. PMID: 28207928

第8のスキル

情報を偏りなく解釈し 多面的に考察するスキル

 ## 1．統計の基礎知識

1．医学的介入の効果の表し方（有意差あり／なし）

　表1に示したデータは、高血圧を有する80歳以上の高齢者3,845人を対象に、降圧薬を投与した群とプラセボを投与した群で、脳卒中、総死亡の発症率を比較したランダム化比較試験[1]の結果です。

表1　降圧薬とプラセボの比較

アウトカム	降圧薬投与群	プラセボ投与群
脳卒中	12.4件/1,000人年	17.7件/1,000人年
総死亡	47.2件/1,000人年	59.6件/1,000人年

(Beckett NS, et al: Treatment of hypertension in patients 80 years of age or older. N Engl J Med. 2008; 358: 1887-1898)

　中央値で1.8年にわたる追跡の結果、脳卒中の発症率は年間1,000人当たり、降圧薬投与群で12.4件、プラセボ群で17.7件でした。また総死亡率は年間1,000人当たり、降圧薬投与群で47.2件、プラセボ群で59.6件という結果です。**表1**を見ると、脳卒中も、総死亡も、プラセボ投与群と比較して、降圧薬投与群のほうが少ないことがわかります。では、この結果をもってして、降圧薬には脳卒中や死亡のリスクを低下させる効果があると言えるでしょうか。

　例えば、「たまたま差が出ただけじゃない？」と指摘された場合、どのように返答すればよいでしょう。改めて考えてみると、明確な回答は難しいように思い

ます。示された発症率の差を、単なる偶然ではないと主張するためにはどうすればよいのでしょうか。

2.　統計的仮説検定

　表1において、「降圧薬の効果とプラセボの効果に差がある」と主張するためには、降圧薬とプラセボで効果に差がないという**帰無仮説**、そして、降圧薬とプラセボで効果に差があるという**対立仮説**を設定する必要があります。次に、帰無仮説が正しい（差がない）と仮定したうえで、偶然的に差が出る可能性を確率で示します。そして、算出された確率があまりにも小さいとき、示された差は偶然ではないと判断され帰無仮説は棄却されます。最終的に残された対立仮説を採用することで、ようやく降圧薬とプラセボの効果に差があると主張できるようになります。

医学的介入効果を検証するための仮説

【帰無仮説】：脳卒中（あるいは総死亡）の発症頻度は、降圧薬とプラセボで
　　　　　　同等である
　　→もし差があるのだとしたら、それは偶然である。
【対立仮説】：脳卒中（あるいは総死亡）の発症頻度は、降圧薬とプラセボで
　　　　　　差がある。
　　→差があるのは偶然ではなく、必然である。

　ある仮説に対して、それが正しいのか否かを統計学的に検証する方法を**統計的仮説検定**と呼びますが[1]、「**帰無仮説を設定し、それが正しいという仮定のもとで帰無仮説が成立しないことを証明して対立仮説を採用する**」というプロセスが仮説検定の核心です。

　少々ややこしい手続きかと思いますので、もう一度順を追って仮説検定のプロセスを見ていきましょう。**表1**において、脳卒中（あるいは総死亡）の発症率が、

＊1　正確には母集団分布の母数に関する仮説を標本から検証する統計学的方法の一つです。

「降圧薬とプラセボで同等である」という帰無仮説の主張が正しいと仮定します。しかし、実際には降圧薬投与群とプラセボ群では明確な差が観察されており、降圧薬投与群のほうで、脳卒中や死亡の発生率が低くなっています。もし帰無仮説が正しいとするならば、「結果に示された差は偶然によるものだ」と主張することになります。とはいえ、偶然的に差が出てしまう可能性は、現実的にどの程度想定できるものなのでしょうか。

　偶然的に差が出てしまう確率について、コインを放り投げて、裏か表か出た面を当てるゲームを例にするとわかりやすいかもしれません。コインを投げて、1回目は裏が出ました。2回目も裏が出ました。これくらいだと、**偶然に起こり得るな**、という感じです。では3回目も裏が出たらどうでしょうか。何かウラがありそうな気もしますが、起こり得ないとは言えない気もします。しかし、4回目も裏、5回目も裏……ですとさすがに偶然の問題ではなく、何か必然性のようなものを感じませんか？　つまりイカサマコインなんじゃないかと……。

　全く同じ事象が連続して起こり続けると、ぼくたちは偶然性ではなく必然性を感じるようになります[2]。ではその必然性はどのあたりから感じ始めるのでしょうか。これが偶然なのか必然なのかを決める境界になります。とはいえ、この境界を定義付けるような客観的な基準は存在しません。本来、「偶然」と「必然」の境界は曖昧なのです。ところが統計的仮説検定では、コインの例でいうと5回連続で裏が出たとき、それは偶然ではなく必然である、と考えるのです。

表2　コインを投げた回数と裏面が出る確率

回数	1回目	2回目	3回目	4回目	5回目
確率	$1/2=0.5$	$(1/2)^2=0.25$	$(1/2)^3=0.125$	$(1/2)^4=0.0625$	$(1/2)^5=0.031$

　表2はコインを投げて、裏面が出る確率を示したものです。統計的仮説検定では4回連続で裏面が出る確率0.0625あたりは偶然起こり得ると判断し、5回

＊2　それは「単なる運ではなく、何か運命的なものを感じる」と言い換えてもよいかもしれません。とはいえ、運や運命という言葉の意味を考えたときに、両者は時に重なる側面もあるでしょう。このような観点からも偶然と必然という概念の境界は曖昧であると言えます。なお、古代ギリシア語のテュケー（τυχη）という言葉は、日本語の運と運命、両方の意味が内包されており、偶然と必然を明確に分節しない概念を表します。興味のある方は、「古田徹也．不道徳的倫理学講義：人生にとって運とは何か．筑摩書房；2019」を参照ください。

連続で裏面が出る確率 0.031 は偶然とは言えない、必然的なことだ、と判断することになります。

　偶然と必然の境目となる確率は多くの場合で **0.05（5 ％）** と設定され、これを**有意水準**と呼びます。また帰無仮説が正しい（つまり差がない）と仮定したとき、観察されたデータに偶然的に差が生じ得る確率を **P 値**と呼びます。したがって、P 値が 0.05 を下回れば、偶然的に差が生じた可能性は極めて低いとして帰無仮説が棄却され、対立仮説が採用されることになります。

▌3.　医学的介入効果の偶然性と必然性

　さて、話を降圧治療に戻しましょう。表 1 に P 値を加えたものを**表 3** に示します。脳卒中に関しては一見差があったように見えた数値も、P 値を見ると 5 ％（0.05）を上回っていて、統計的には偶然的に差が出た可能性が否定できなくなっています。したがって、帰無仮説が棄却できない状況になっているのです。この状態を**有意差なし**と表現します。

表 3　降圧薬とプラセボの比較

アウトカム	降圧薬投与群	プラセボ投与群	P 値
脳卒中	12.4 件 /1,000 人年	17.7 件 /1,000 人年	0.06
総死亡	47.2 件 /1,000 人年	59.6 件 /1,000 人年	0.02

(Beckett NS, et al: Treatment of hypertension in patients 80 years of age or older. N Engl J Med. 2008; 358: 1887-1898)

　有意差がない場合、帰無仮説が棄却できず、仮説は保留という状態になります。一般的にはこの状態を「効果不明」と解釈します。統計的に有意な差がないというのは「効果なし」ではないことに注意が必要です。他方で、総死亡の P 値は 5 ％を下回っており、帰無仮説を棄却できることになります。この状態を**有意差あり**と表現します。

　有意差があれば効果があるのか、有意差がなければ効果がないのか、ともするとこのような二元論的な結果の解釈に陥りがちなのですが、統計的な有意差の「ある」、「なし」というのは、降圧薬とプラセボの間に観察された健康状態の差が、

偶然によるものか、必然によるものか 5 ％を基準に二値的に判断したものにすぎません。そして 5 ％という基準は何か決定的な根拠があって 5 ％という数値を採用しているわけでなく、驚くべきことに**経験的に 5 ％という数値が採用されている**のです。さらに統計的有意とは、医学的介入効果の大きさはどうあれ、降圧薬とプラセボの効果は同じではない、ということを示しているにすぎず、**P 値の大きさと介入効果の大きさは全く別問題なのです**[3]。

　統計的仮説検定では、医学的介入の効果が偶然によるものなのか、それとも必然によるものなのか、5 ％という恣意的な分節基準によって判断しています。これは実際に人が感じる主観的な効果の「ある」、「なし」とは別次元の考え方でしょう。偶然（運）か必然（運命）か、その感じ方は人それぞれだと思います。考えてもみてください。先ほどのコインを投げるゲームで、イカサマコインだと感じるのは何回目だったでしょうか。3 回目で「何かウラがある」と感じる人もいれば、6 回目でやっと「ああ、イカサマコインなんじゃないのか」と気づく人もいるわけです。**統計的に有意差があるということと、実際に人が感じ得る現象には少なからずギャップが存在する**ということに注意が必要です。

4. 相対指標と 95％信頼区間

　臨床研究により示された医学的介入の効果が、偶然によるものなのか、それとも必然によるものなのか、5 ％という恣意的な分節基準によって判断していることを見てきました。とはいえ偶然か必然か、その感じ方は人それぞれです。介入効果に関して、「有意差あり」、「有意差なし」だけではその大きさを十分に表現できているとは言えないでしょう。臨床医学論文（エビデンス）では、医学的介入の効果の大きさを表す指標として、P 値だけなく**比**や**差**の指標を用いることが一般的です。

＊3　同じ効果の大きさであっても、一般的に被験者数（正確にはイベント発生数）が少なければ、偶然の影響は大きくなり P 値は増加しますし、増えれば偶然の影響度は小さくなり P 値は低下します。つまり、P 値は臨床的にどの程度差があるのか、あるいは臨床的に（プラセボと）同等なのかを判断する指標ではないのです。あくまで示された差異が、偶然の産物なのか、必然的によりもたらされた帰結なのかを 5 ％という基準を使って確率的に示しているにすぎません。

　表4は糖尿病治療薬であるピオグリタゾンの、脳卒中および心筋梗塞に対する有効性をプラセボと比較して検討したランダム化比較試験 [2] の結果です。**ハザード比**とは**相対的な指標**のことで、薬剤効果の記述方法の一つです。つまり、ピオグリタゾンのアウトカム発症率（9.0％）とプラセボのアウトカム発症率（11.8％）の比（9/11.8 ≒ 0.76）を示しています。この研究では 4.8 年間の追跡を行っていますが、追跡期間中の発症率の**比**と解釈して大きな誤りはないでしょう。

表4　ピオグリタゾンの脳卒中・心筋梗塞に対する有効性

アウトカム	ピオグリタゾン	プラセボ	ハザード比 [95％信頼区間]
脳卒中・心筋梗塞	175 人 /1,939 人 (9.0)	228 人 /1,937 人 (11.8)	0.76 [0.62-0.93]

(Kernan WN, et al: Pioglitazone after Ischemic Stroke or Transient Ischemic Attack. N Engl J Med. 2016; 374: 1321-1331)

　このハザード比 0.76 の単純な解釈としては、ピオグリタゾンは脳卒中および心筋梗塞の発症をプラセボに比べて 24％（1.00 － 0.76 = 0.24）低下させるということになります。比の指標を用いることで、有意差あり、有意差なし、という二値的な判断しかできなかった P 値よりも、医学的介入の効果をより具体的に記述することが可能となります。

▌ 5.　標本調査と点推定値

　とはいえ、表4に示したハザード比 0.76 という数値は、このランダム化比較試験に組み入れられた参加者のみのデータです。ちなみにこの研究は糖尿病前段階の人、いわゆる糖尿病予備軍の集団（耐糖能異常者）を対象に行った研究ですが、糖尿病予備軍の人はこの研究に参加した人以外にも、たくさん存在します。すべての人を対象にランダム化比較試験を実施することはできないので、一部の限られた人のみで研究を行うよりほかありません。これを**標本調査**と呼ぶのでした（第7のスキル参照）。

　この研究で得られた結果の 0.76 は研究対象となった糖尿病予備軍集団での数値であり、このままでは、世の中すべての糖尿病予備軍の人たちに結果を一般化

することはできません。世の中のすべての糖尿病予備軍の人たちに対する平均的な効果を「真の値」とするのであれば、標本調査である臨床試験から得られた結果の値と「真の値」が厳密に一致するという確率は、常識的に考えてもかなり低いでしょう（これが全数調査であれば一致します）。

　臨床試験をはじめとする標本調査では、母集団における医学的介入の効果を、**95％信頼区間法**を用いることで統計的に推定します。研究結果から得られたデータをもとに糖尿病予備軍全体での値、つまり「真の値」を、幅を持って推定するのです。

6．95％信頼区間の基本的な考え方

　表4に示した研究結果の95％信頼区間は［0.62-0.93］となっています。95％信頼区間の考え方は、例えばこの研究を100回行った場合、算出された100個の95％信頼区間のうち、95個には真の値が含まれている（つまり残り5個の信頼区間には真の値が含まれていない）ということです。厳密な解釈ではありませんが「研究結果の真の値は、この範囲のなかに95％の確率で存在する」と考えてもよいでしょう[4]。

　95％信頼区間の考え方は、台風の進路予測に例えるとわかりやすいかもしれません。毎年夏になると日本にも台風がやってきますが、テレビの天気予報で、天気図とともに、台風の進路予測図が映し出されることでしょう。そこには台風の現在位置とその後の進路が予報円で描かれていることが多いと思います。この予報円は実は台風の進路における70％信頼区間ともいえるべきもので、70％の確率で、台風の中心がその円の中のどこかに入るということを示しています。

　臨床試験における95％信頼区間も同様に考えることができます。医学的介入効果（ハザード比）の真の値は信頼区間のどこか、つまり**表4**の研究では［0.62-

*4　こうした考え方はよくある誤解ではあります。真の値は絶対的な存在であり、そもそも確率という概念で示されるものではありません。とはいえ、大事なのは95％信頼区間の意味ではなく、その使い方です。医学論文から薬剤効果を読み取るうえではこのように考えたほうが使い勝手が良いように思います。

0.93]のどこかに95%の確率で存在するということです。そして、信頼区間の上限が1未満であれば、統計的にも有意にリスクが減ることを示し、逆に信頼区間の下限が1を超えていれば、統計的にも有意にリスクが増えることになります。また、信頼区間が1をまたいでいるときは有意差がないことと同じです。つまり、リスクが増えるのか、減るのか不明である、ということです。

7. 95%信頼区間のメリットとその限界

　介入効果について、幅を持って評価できる95%信頼区間法による推定は、統計的仮説検定よりも、よりリアルに介入効果を表現しています。また、推定範囲が示されることによって、介入効果を多面的に考察することが可能です。

　例えば、**表4**のデータから、喫煙者で肥満であり、糖尿病を有しているような心筋梗塞のハイリスクな患者さんでは効果を大きく見積もって38%［信頼区間の下限］程度、リスクが低下するかもしれないと考えてもよいですし、比較的健常な人であれば7%［信頼区間上限］程度しかリスク低下が見込めないかもしれない、と考えることもできるでしょう。

　ただし、注意が必要なのは100%信頼区間ではない点です。統計的仮説検定と同様に、そこには5%の確率を無視することが前提となっています。これは疫学研究における統計解析手法の限界ともいえるところで、この無視する確率を小さくすればするほど、つまり、有意水準をより厳しく設定すればするほど、研究に必要な症例数が膨大になってしまうのです[5]。第7のスキルでも解説した偶然誤差を100%なくす、あるいは外的妥当性を極限に高めるには全数調査を行うよりほかありません。

＊5　研究で集められた症例数が少ないほど、95%信頼区間の幅が広がり、研究結果の精度が低下します（つまり偶然の影響を受けやすくなりP値は大きくなります）。逆に症例数が多いほど95%信頼区間の幅が狭くなり、研究結果の精度が向上します（つまり、偶然の影響が小さくなりP値は小さくなります）。

《　　2．限定合理性を踏まえる　　》

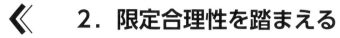

　まだ眠気が残る早朝、目をこすりながら、あなたは窓のカーテンを開けます。窓から見える空はどんよりした灰色ですが、雨は降っていないようです。部屋の隅にあるテレビをつけると、ちょうど天気予報が放送されていました。テレビ画面には降水確率50％と表示されています。さて、この情報を見たあなたは傘を持って家を出るでしょうか。それとも傘を持たずに家を出るでしょうか。あるいは降水確率が何％だったら、あなたは確実に傘を持って家を出るでしょうか。

　このように考えてみると、確率という情報が実際の行動に与える影響は人それぞれであることに気がつきます。帰宅時間や通勤（通学）方法によっても傘の必要性は異なりますし、50％という数値は立場や環境によって全く別の意味をもつことでしょう。このことは薬の効果を表現している統計学的な指標の値にも当てはまります。

　例えば、糖尿病の患者さんに対して、10年後の心臓病発症リスクを相対比で10％減らす薬があったとしましょう。こうした情報を前に、糖尿病のあなたはその薬を飲みたいと感じるでしょうか。それとも飲まなくてもよいと感じるでしょうか。別の問い方をすれば、心臓病の発症リスク低下が何％であったら、薬を飲みたいと思うでしょうか。

　同じ降水確率を知っても、傘を持つか持たないかが人それぞれであるように、エビデンスに示されている薬の効果の大きさは、解釈の多様性をもたらします。心臓病の発症が10％減るという結果を、「10％も」減ると解釈するか、「10％しか」減らないと解釈するかは、人それぞれの価値観や文脈に依存していることを「はじめに」でも見てきました。一つの事実（エビデンス）に対する意見（解釈）は万人に共通する普遍的なものではあり得ません（第1のスキル参照）。本項では、こうした文脈依存性に加え、介入効果の**表現方法**によっても、効果の印象が大きく変わる可能性についてご紹介します。

▌1.　関心を変えてみる（相対利益）

　血糖降下薬であるエンパグリフロジンの有効性を検討したランダム化比較試験 [3] の結果を例に、薬の効果が表現の仕方によって印象を変える様子をみていきましょう。この研究では心血管リスクの高い 2 型糖尿病患者 7,020 人が対象となりました。被験者はエンパグリフロジンを投与される群とプラセボを投与される群にランダム化され、心血管死亡／心筋梗塞／脳卒中の複合心血管イベントが検討されています。その結果、エンパグリフロジンを服用することで、複合心血管イベント[6]が 14％統計学的にも有意に低下しました。

　前項で解説したように、臨床試験では医学的介入の効果を、イベント（アウトカム）を発症した人に注目して、その発症率もしくは発症割合の比で示すことが一般的です。この比を**相対危険（Relative risk）**と呼びます[7]が、この研究ではエンパグリフロジン群でイベントを起こした 10.5％と、プラセボ群でイベントを発症した 12.1％の比 0.86（10.5/12.1）を効果指標とすることで、14％のリスク低下と表現することができます（**表 5**）。

　しかし、介入効果を表現するにあたり、イベントを発症した人のみに注目しなければいけない規則は存在しません。例えば、心血管イベントを発症していない人に関心を向けて、薬の効果を表現することもできます。エンパグリフロジン群でイベントを起こさなかったのは 89.5％、プラセボ群でイベントを起こさなかったのは 87.9％ですから、その比をとってみますと 89.5/87.9 ＝ 1.02 となります。このイベント非発生率の比を**相対利益**[8]とでも呼んでおきましょう。つまり、エンパグリフロジンを服用すると、プラセボの服用と比較してイベントを起こさない人が 2％増えるということです。

＊6　複数の評価項目をまとめて一つの評価項目としたものを複合アウトカムと呼びます。この研究では心血管疾患よる死亡、脳梗塞、心筋梗塞という 3 つの評価項目をまとめて一つの複合アウトカムとして評価しています。

＊7　ハザード比は相対危険の一つです。

＊8　学術的な評価指標の呼称ではありません。相対利益とは、イベント非発生率の比を「薬剤師のための医学論文の読み方・使い方．南江堂；2017」という書籍のなかで名郷直樹氏が用いた言葉です。

表5　エンパグリフロジンの心血管イベントに対する効果

	エンパグリフロジン	プラセボ	相対比
心血管イベントあり	490人（10.5%）	282人（12.1%）	0.86（相対危険）
心血管イベントなし	4,197人（89.5%）	2,051人（87.9%）	1.02（相対利益）
合計	4,687人	2,333人	―

(Zinman B, et al: Empagliflozin, Cardiovascular Outcomes, and Mortality in Type 2 Diabetes. N Engl J Med. 2015; 373: 2117-2128)

　相対危険でみれば心血管イベントを発生した人が14%減る、相対利益でみれば心血管イベントを起こさない人が2%増える、どちらも同じ薬剤効果を記述しているわけですが、数値から受ける印象はやや異なるでしょう。「2%も増える」と感じる人、「2%しか増えない」と感じる人、どちらが多いでしょうか。イベントを起こさない人が2%しか増えないのなら、プラセボとあまり変わらないかもしれない……。そのように考える人もおられるかもしれませんね。このことは第6のスキルでも紹介したカナグリフロジンの有効性・安全性について、イベントを起こした人の比で評価するか、イベントを起こさなかった人の差で評価するかによって、数値から受ける印象が大きく変わることと同じです。

2. 関心を変えてみる（差で考える）

　医学的介入効果の大きさを表現する差の指標については、単純に発生率の差をとるのではなく、その逆数で表す**治療必要数（Number needed to treat：NNT）**と呼ばれるものもあります。

　日本人3,966人を対象に、脂質異常症治療薬であるプラバスタチンの有効性を検討したランダム化比較試験[4]において、その心血管イベント抑制効果は、相対危険で0.67［95%信頼区間0.49-0.91］でした。この研究で示された「相対危険で33%減る」という効果は、**治療必要数（NNT）**という指標で表現すると、**「119人に対して約5年間治療を行うと、そのうち1人だけ心血管イベントから救うことができる」**となります。

　このNNTという概念は、1988年に報告されたLaupacisらによる医学文献[5]に初めて導入されたと指標だと言われています。NNTとは、定義された期間内、

つまり一定の追跡期間内において、追加のアウトカムを得るために必要な患者の数として解釈される**絶対的な効果指標**のことで、**値が小さいほど、治療効果が大きい**ことを示しています。

　NNT は、一定期間にわたって追跡された患者数当たりのアウトカム累積発生率に基づいて、**2つの治療群間の絶対リスク減少の逆数**をとることで計算できます[6]。先のプラバスタチンのランダム化比較試験では、約5年間の追跡期間において、心血管イベントの発生は、プラバスタチン投与群で 1.71%、プラバスタチン非投与群で 2.55% でした。この**「比」**をとれば確かに 0.67、つまり 33% のリスク低下ですが、NNT の計算では発生率の**「差の逆数」**を考えます（**表6**）。

表6　プラバスタチンの心血管イベント抑制効果

プラバスタチン投与あり	プラバスタチン投与なし	相対危険	絶対差	NNT
66/3,866 人（1.71%）	101/3,966 人（2.55%）	0.67	0.84	119

(Nakamura H, et al: Primary prevention of cardiovascular disease with pravastatin in Japan (MEGA Study) : a prospective randomised controlled trial. Lancet. 2006; 368: 1155-1163)

　両群のイベント発生の差をとると、2.55% - 1.71% で 0.84% となりますが、これは 100 人にプラバスタチンを投与すると、約5年間でイベント発症に 0.84 人の差がつくことを意味します。言い換えれば、100 人に約5年間プラバスタチンを投与すると、投与しない場合に比べて 0.84 人イベントの発症を防ぐことができるというわけです。比の指標から差の指標にするだけでも介入効果の印象が変わることは第6のスキルでも見てきました。

　では1人のイベント発症を防ぐには何人治療をしないといけないのか。この**何人に相当する値が NNT** です。単に比の計算ですが、「100：0.84 ＝□：1」の□に入る数値が NNT にほかならず、この研究では 119 と計算できます。つまり 119 人に約5年間プラバスタチンを投与すると、そのうち1人を心血管イベントから救うことができる。裏を返せば 118 人は約5年間にわたり、無駄にプラバスタチンを飲んでいるということになります。

3．薬剤効果は本質的に不平等である

NNTが意味しているのは、薬は飲んだ人すべてに効いているわけではなく、飲んだ人の**一部でしか効果を期待できない**ということです。薬は服用すれば、誰でも何かしらの効果が期待できるものだと思い込みがちですが、薬に限らず医学的介入の効果は不平等な仕方で発現します[9]。

例えば、平均的な心血管リスクを有する50歳の男性に対して、心血管死亡が30％減るような医学的介入（例えばスタチン系薬剤の投与など）を行うと、その後の獲得余命は平均で7カ月程度と見積もられた研究[7]が報告されています。たった7カ月しか延命しない薬を、何年にもわたり服用する価値はあるのだろうか……と考え込んでしまいそうですが、この7カ月という数値は実態を示した数値と言えるでしょうか。

図1はこの研究で示された、「心血管死亡が30％減る」という効果の恩恵を受けることができる集団分布を示しています。全体としては7カ月の獲得余命ですが、実はこの集団の7％にあたる人たちは平均で99カ月の余命を獲得しているのです。そして残りの93％は7カ月どころか獲得余命は0カ月となっています。

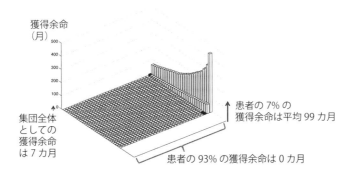

図1　心血管イベントが30％減る介入をした際の獲得余命
(Finegold JA, et al: Distribution of lifespan gain from primary prevention intervention. Open Heart. 2016; 3: e000343)

＊9　医学的介入効果の不平等性は「はじめに」で解説した効果の不確実性と同義です。

　この解析結果が妥当なものかどうかについては議論の余地があるかもしれません。とはいえ、示されている介入効果の偏りは、NNTという指標が示す「薬は誰にでも効くわけではない」ということを見事に説明しているように思われます。薬が飲んだ人すべてに効くように思っているのはある種の錯覚なのです。考えてもみてください。副作用は薬を飲んだ人すべてに発生するわけではありません。有効性についても同じことなのです。

4. NNTを解釈し、適用する際の注意点

　医学的介入効果の表現方法としてNNTは極めてインパクトのある指標ですが、その解釈には一定の注意を要します。ある研究結果で得られたNNT値は、**その研究条件下でのみ妥当するもの**です。したがって、NNTは**個々の研究結果に特異的な値**であり、特定の治療に対して一般的に妥当する数値ではありません[8]。NNTを考える際には以下の3つの要素を考慮する必要があります。

①ベースラインリスク（研究開始時における研究対象集団の潜在的なイベント発生率）

　薬物治療の相対的な有効性は、異なる患者集団においても類似していると考えられますが、**NNTは集団のベースラインリスクと逆相関**します。つまり、イベント発症率の相対比は、研究対象集団の潜在的なイベント発生リスクに影響を受けにくいのですが、NNTは大きく影響を受けるということです。NNTの値は、研究対象集団の潜在的なイベント発生リスクが高いと小さくなり、逆に潜在的なイベント発生リスクが小さいと大きくなります（**表7**）。

表7　イベント発生率の相対比とNNTの関係

介入群イベント発生率	対照群イベント発生率	相対比	差	NNT
0.1%	0.2%	0.5	0.1	1,000
1.0%	2.0%	0.5	1.0	100
10.0%	20.0%	0.5	10.0	10

　例えば、降圧薬の相対危険減少は、異なる集団でも9～12％程度の変動にすぎませんが、5年間の治療におけるNNTは、健常若年層の1,157人から、心

血管リスクを有する高齢男性の 17 人と大きく変化します [9]。また心血管アウト
カムを評価した研究では、被験者がスタチン系薬剤や ACE 阻害薬、ARB、β 遮
断薬など心血管イベント抑制効果が示されている薬剤を服用しているか否かでも
NNT は変わってきます。当然ながらイベント抑制効果が期待できる薬剤を服用
している被験者が多いほど、ベースラインリスクは低下し NNT は増加します。

②時間枠（追跡期間）

　長期にわたる治療の場合、相対危険減少が時間の経過とともに一定であったと
しても、評価項目によっては追跡期間が長くなるほどイベントが多く発生するこ
ともあり、この場合 NNT は減少します。つまり NNT の大きさは追跡期間内で
一定ではなく、発生するイベント数に応じて変動し得るのです。したがって、5
年間の NNT が 30 人だったとしても、1 年間での NNT が 150 人、あるいは
10 年間での NNT が 15 人と、単純に言い換えることはできません。

③アウトカム（研究の評価項目）

　臨床研究において、設定したアウトカム（評価項目）によって NNT が持つ意
味合いも変化します。例えば、死亡という重大なアウトカムであれば、たとえ
NNT が大きくても医療経済的、臨床的に意義のある介入かもしれません。

5.　NNT の解釈に必要な情報が論文に記載されていないことも多い

　NNT を報告した医学論文は多いですが、必ずしもその解釈に必要な情報が十
分に記載されているわけではありません。NNT の記載方法が妥当かどうかを検
討したレビュー論文 [10] によれば、ベースラインリスク、追跡期間、あるいは
NNT の信頼区間の記載があった医学論文は 7 割前後でした。さらに NNT を計
算するための基本的な方法論的推奨に従わなかった研究が 3 割近くもあり、こう
した研究論文は、特にメタ分析で多かったと報告されています。

　NNT は、薬剤効果の不平等性を伝達・共有するにあたり、とても有用な指標
であり、臨床判断および決断において大きなインパクトを与える情報と言えます
が、その数値の解釈には十分な注意が必要と言えるでしょう。

6.　効果がある、という信念は欲望・関心相関的に構築される

　物事の存在、意味、価値は、人の身体、目的、欲望、関心に相関的に規定されるという考え方があります[11]。端的に言えば、人が確信している信念なるものは、自分の関心に応じて編み上げられるということです。これはまた、**「人は見たいものしか見ない」**ということに近いかもしれません。つまり、薬の効果に関して、有害事象に関心があれば、この薬は有害事象リスクが強いという信念が構成され、たとえ有効性が示されている薬剤であっても、そのリスクを重視することに価値を見いだします。

　DPP4阻害薬のサキサグリプチンとプラセボを比較した二重盲検ランダム化比較試験[12]では、心血管イベントに明確な差は出なかった（プラセボとほぼ同等。厳密には非劣性）ものの、心不全による入院リスクはサキサグリプチンで27％多いという結果でした（**表8**）。

表8　サキサグリプチンの有効性・安全性

	サキサグリプチン群 （8,280例）	プラセボ群 （8,212例）	相対危険 （95％信頼区間）
心血管イベント(※)	613（7.3％）	609（7.2％）	1.00 [0.89-1.12]
心不全による入院	289（3.5％）	228（2.8％）	1.27 [1.07-1.51]

※心血管死亡、心筋梗塞、脳卒中の複合アウトカム

(Scirica BM, et al: Saxagliptin and cardiovascular outcomes in patients with type 2 diabetes mellitus. N Engl J Med. 2013; 369: 1317-1326)

　この論文結果の解釈をめぐり、サキサグリプチンという薬の効果の認識は、関心相関的に編み上げられていく側面を見ることができます。薬の効果を認識する人が、どのようなことに関心や欲望を持っているかで、薬の効果に対する人の信念は、下の①～③のように異なっていくでしょう。

①プラセボと比べて心血管予後を悪化せずに血糖値を下げることのできる、「安全な薬剤」である。
②心血管予後が同等ならば、サキサグリプチンはプラセボと変わらない薬剤であり、サキサグリプチンは「臨床的な存在意義の不明な薬剤」である。

> ③サキサグリプチンは心血管予後を改善せず、心不全による入院リスクを高
> 　める「極めて危険な薬剤」である。

　①は「安全だ」と言いたい人にとっての価値観です。つまり、心血管イベント
を増やさないこと、そして血糖値を下げることに対する関心の強さから構成され
た薬剤効果信念といえるでしょう。サキサグリプチンを販売したい製薬会社の社員
であればこうした信念に裏打ちされたサキサグリプチン像を持っているかもしれ
ません。

　②は「プラセボと変わらない薬だ」と言いたい人にとっての価値観です。心血
管イベント抑制効果がプラセボと同等であるという点に関心を向け、薬剤効果信
念が作り上げられています。

　そして、③は「副作用の危険がある薬だ」と言いたい人にとっての価値観です。
心不全による入院リスクに対する強い関心が薬剤効果信念を構築しています。

　さて、①〜③のどの信念が薬剤効果の実態に迫っていると言えるでしょうか。
よくよく考えてみると、同じ研究データについて、関心に応じて解釈を変えてい
るだけで、普遍的な優劣をつけることは不可能です。人の関心に応じて、研究結
果の解釈は「○○と言いたい人にとって」という仕方で多様に変化していきます。

　突き詰めると、ぼくたちは、**医学的介入効果の実態なるものを認識できない**と
言ってよいのかもしれません。何かに関心が向いてしまう以上、すべての価値観
を平等に意識しながら物事を認識することは難しいですし、無意識的に関心が向
けられない側面は常に存在します[10]。

＊10　医学的介入の効果について、どのような効果に対して優先的に関心を向ければよい
のか、というのは重要なテーマです。例えば、血糖値やコレステロール値が下がることより
も、心臓病の発症率や死亡リスクが低下するという効果のほうが臨床的には重要な効果と言
えるでしょう。これについては第9のスキルの「代用のアウトカム／真のアウトカム」の項
目をご参照ください。

7. 人の臨床判断に垣間見る非合理性

　人間には医学的介入効果の実態を掴むことは難しいかもしれませんが、合理的に物事を判断できる人工知能であればどうでしょうか。近年、話題に上ることも多い**人工知能**（Artificial intelligence: AI）ですが、医療分野においてもその応用が期待されているようです。

　わが国における医療分野への人工知能応用例の一つとして、自治医科大学が開発している人工知能診療支援システム**「ホワイト・ジャック」**[13] があります。このホワイト・ジャックは、患者が支援ロボットと連動したタッチパネル式のタブレット端末に予診情報を入力すると、その情報がデータセンターに蓄積されたビッグデータから、機械学習によって全疾患的に解析が行われます。これにより、疑われる疾患の診断病名を、診察する担当医に提示するとともに、推奨される検査や処方情報を電子カルテ上に表示して、医師の診療を支援するというものです。

　医療分野に限らず、ビッグデータを活用した人工知能による価値判断は、人間の意思決定を支援するシステムとしてその開発が進められています。遠くない未来、疾患の発生率やその相対比などに関する疫学的な統計指標も、信頼区間法を用いた推定統計だけでなく、全数調査に基づくほぼ完全な客観的データとして入手できる時代が訪れるかもしれません。

　さて、2012 年に Sheppard らにより、英国における予防的薬剤の処方動向を、患者の年代別に比較した横断研究 [14] が報告されています。予防的薬剤とは将来的な生命予後リスクに影響を与える薬剤のことで、特に慢性疾患における将来的な合併症リスク低下や死亡の先送り効果を期待する薬剤のことです。代表的な予防的薬剤に降圧薬や糖尿病治療薬、脂質異常症治療薬などの慢性疾患用薬を挙げることができます。

　この研究では降圧薬と脂質異常症治療薬であるスタチン系薬剤の処方動向を、年代別に検討しています。対象となったのは、心臓病などをこれまでに発症していない 40 歳以上の 3 万 6,679 人でした（一次予防集団を対象）。

　解析の結果、降圧薬の処方を受けている患者の割合は年齢とともに増加しまし

たが、スタチンの処方を受けている患者の割合は74歳ごろをピークに減少に転じました（**図2**）。降圧薬では、高齢になっても続けたほうがいいという価値観がある一方で、スタチン系薬剤では、余命の限られた高齢者ではその臨床的意義は少ないという価値観があるのかもしれません。

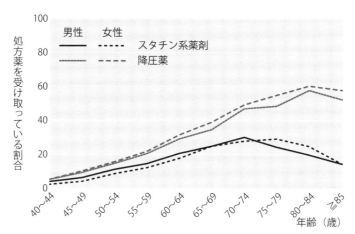

図2　年齢別の予防的薬剤処方割合
(Sheppard JP, et al: Impact of age and sex on primary preventive treatment for cardiovascular disease in the West Midlands, UK: cross sectional study. BMJ. 2012; 345: e4535)

　とはいえ、75歳を超える高齢者に対する一次予防目的での降圧治療とスタチン治療について、2つの治療の有効性・安全性に大きな差を見いだすことは困難なように思います[11]。おそらく人工知能であれば、両者のリスク／ベネフィットに明確な差異を見いだす可能性は小さいものだとぼくは考えています。しかし、**図2**のように、人の価値判断においては、降圧薬とスタチンで差が見られるのです。

＊11　スタチンなら、「JAMA Intern Med. 2017; 177: 966」、「J Am Coll Cardiol. 2013; 62: 2090-2099」、「Drugs Aging. 2015; 32: 649-661」、「JAMA Intern Med. 2017; 177:955-965」など、降圧薬なら「J Am Coll Cardiol. 2017; 69: 486-493」、「Ann Intern Med. 2017; 166: 419-429」、「JAMA. 2016; 315: 2673-2682. PMID: 27195814」、「N Engl J Med. 2008; 358: 1887-1898」などを参照。

　関心の向け方で差異を明確化するのが人間ですが、関心が向けられなかった側面を考慮すれば、差異化された問題点は、とりわけ重大な論点ではないかもしれません。人工知能がもたらした判断が、既存のデータを偏りなく解析した合理的判断と言えるのだとすれば、たとえ専門家といえども、人間の判断は非合理的な傾向があると言えるでしょう。

▌8.　医療・健康問題の意思決定における限定合理性

　意思決定をする際にぼくたちが参照している情報は、合理的に判断するために必要なすべての情報ではありません。例えば、「ある健康食品が体に良い」というテレビ番組を見て、その健康食品を買い求めようという意思決定を想像してみてください。その意思決定において参照されている情報は、テレビ番組の内容がほとんどであり、健康食品に関する様々な情報を集め、その有効性や安全性について、徹底的に吟味した結果ではありません [12]。このように、問題解決の際、簡略化されたプロセスを経て結論に至ることを**ヒューリスティック**と呼びます。ヒューリスティックは迅速な意思決定を可能にさせる反面、判断から合理性を奪います [13]。

　ヒューリスティックに代表されるように、人間の意思決定は、常に合理的な価値観のみでなされるわけではありません。「人間が合理的であろうとしているにもかかわらず、その合理性には限界がある」という考え方を**限定合理性（Bounded rationality）**と呼びます。医療・健康問題を巡る意思決定においても常に限定合理性が関わってきます。それは患者のみならず、医療者もまたその影響下にあると考えたほうがよいでしょう。

　臨床における意思決定は少なからず合理性をその判断基準にしてきました。「正しい医療」、「適切な治療」という言葉は、現時点で最も有効かつ安全性の高い治療を医療者や患者が選択できる能力を備えていることが前提となっています。し

＊12　一つの情報に惑わされることなく、物事の真偽を冷静に考えていくためには、第9のスキルで紹介するように、他に付け加える情報がなかったか？　と、「問いを立てる」ことが肝要なのです。

＊13　ヒューリスティックについては、第4のスキル「事前確率無視の問題」でも解説しました。

かし、医療者、患者双方において、合理的な意思決定をすることは困難であると考えたほうがよいかもしれません。むしろ、合理的な判断というものが極めて困難であるからこそ、医療・健康情報との向き合い方に多様性が生まれるように思います。より柔軟な思考で情報を捉えることで、極端な解釈にとらわれることなく、多角的に評価することが可能になるはずです。

【参考文献】
1) Beckett NS, et al: Treatment of hypertension in patients 80 years of age or older. N Engl J Med. 2008; 358: 1887-1898. PMID: 18378519
2) Kernan WN, et al: Pioglitazone after Ischemic Stroke or Transient Ischemic Attack. N Engl J Med. 2016; 374: 1321-1331. PMID: 26886418
3) Zinman B, et al: Empagliflozin, Cardiovascular Outcomes, and Mortality in Type 2 Diabetes. N Engl J Med. 2015; 373: 2117-2128. PMID: 26378978
4) Nakamura H, et al: Primary prevention of cardiovascular disease with pravastatin in Japan (MEGA Study) : a prospective randomised controlled trial. Lancet. 2006; 368: 1155-1163. PMID: 17011942
5) Laupacis A, et al: An assessment of clinically useful measures of the consequences of treatment. N Engl J Med. 1988; 318: 1728-1733. PMID: 3374545
6) Cook RJ, et al: The number needed to treat: a clinically useful measure of treatment effect. BMJ. 1995; 310: 452-454. PMID: 7873954
7) Finegold JA, et al: Distribution of lifespan gain from primary prevention intervention. Open Heart. 2016; 3: e000343. PMID: 27042321
8) McAlister FA. The "number needed to treat" turns 20-and continues to be used and misused. CMAJ. 2008; 179: 549-553. PMID: 18779528
9) Gueyffier F, et al: Effect of antihypertensive drug treatment on cardiovascular outcomes in women and men. A meta-analysis of individual patient data from randomized, controlled trials. The INDANA Investigators. Ann Intern Med. 1997; 126: 761-767. PMID: 9148648
10) Mendes D, et al: Number needed to treat (NNT) in clinical literature: an appraisal. BMC Med. 2017; 15: 112. PMID: 28571585
11) 西條剛央．構造構成主義とは何か―次世代人間科学の原理．北大路書房：2005.
12) Scirica BM, et al: Saxagliptin and cardiovascular outcomes in patients with type 2 diabetes mellitus. N Engl J Med. 2013; 369: 1317-1326. PMID: 23992601
13) http://www.kantei.go.jp/jp/singi/keizaisaisei/miraitoshikaigi/suishinkaigo_iryokaigo_dai2/siryou5.pdf
14) Sheppard JP, et al: Impact of age and sex on primary preventive treatment for cardiovascular disease in the West Midlands, UK: cross sectional study. BMJ. 2012; 345: e4535. PMID: 22791787

第 9 のスキル

前提を疑い「本当はどうなっているのだろう」と問いを立てるスキル

　第 7 そして第 8 のスキルでも見てきた通り、情報は表現の一種であり、程度の差はあれ、情報を作成した人の関心や意図が入り込む余地があります。また、表現された情報は「完全な真実」と一致することはありません。そのギャップは偶然によるものであったり、バイアスによるものだったりしますが、情報化するということは、意図的であれ、非意図的であれ、事実そのものについてではなく、解釈によってゆがんだ世界を表現することにほかなりません。事実を共有する唯一の手段が言葉とその理解にあるのだとしたら、「完全な真実」と「情報」が示しているものとの間にはグレーゾーンが広がっていて、両者を厳密に接合することは困難だと言えましょう。

　第 7 のスキルで利益相反を取り上げましたが、臨床医学において、最も真実に近いと考えられるエビデンス情報でさえ、真実との乖離がみられます[1]。だからこそ、情報を鵜呑みにしないという姿勢が肝要なのだと思います。

　情報読解に関して、2018 年にノーベル医学・生理学賞を受賞した京都大学名誉教授の本庶佑先生が、記者会見で述べられていた内容[1)]はとても印象的でした。

＊1　その最たる例は、研究不正が明らかとなったディオバン®の臨床試験論文でしょう。「Eur Heart J. 2009; 30: 2461-2469. PMID: 19723695」、「Lancet. 2007; 369: 1431-1439. PMID: 17467513」、「Hypertens Res. 2008; 31: 1171-1176. PMID: 18716365」、「Hypertens Res. 2011; 34: 62-69. PMID: 20927112」、「Hypertension. 2012; 59: 580-586. PMID: 22232134」（いずれの論文もすべて撤回）。

> よくマスコミの人は「ネイチャー、サイエンスに出ているからどうだ」という話をされるけども、僕はいつも「ネイチャー、サイエンスに出ているものの9割は嘘で、10年経ったら残って1割だ」と言っていますし、大体そうだと思っています。まず、論文とか書いてあることを信じない。自分の目で確信ができるまでやる。それが僕のサイエンスに対する基本的なやり方。つまり、自分の頭で考えて、納得できるまでやるということです。研究者になるにあたって大事なのは「知りたい」と思うこと、「不思議だな」と思う心を大切にすること、教科書に書いてあることを信じないこと、常に疑いを持って「本当はどうなっているのだろう」と。自分の目で、ものを見る。そして納得する。そこまで諦めない。

　"Nature" や "Science" というのは世界的にも有名な科学誌のことです。こうした学術専門誌に掲載されている情報の9割が嘘というのは、やや誤解を招きそうな表現ですけれど、「10年経ったら残って1割」、とおっしゃられているように、この発言は**情報の更新可能性**に関するものです。

　"Nature" や "Science" など基礎科学分野の学術情報に限らず、医療・健康関連の情報についても、その更新速度は緩やかではありません。情報の更新頻度に関して、臨床医学分野のシステマティックレビュー100件を対象に、情報の更新が必要になるまでの時間を解析した研究[2] が2007年に報告されています。

　解析の結果、情報の更新が必要になるまでの期間中央値は5.5年 ［95％信頼区間 4.6-7.6］でした。この研究ではまた、100件のうち23％は2年以内に更新の必要性が示され、15％は1年以内に更新の必要性が示されています。さらにレビュー報告時に既に更新の必要性が示されていた文献が7％存在することも明らかとなっています。

　この研究は2007年に報告されたものですから、この解析結果そのものが更新される必要があるでしょう。とはいえ一つ明確なのは、**科学的真理だとぼくたちが信じている常識であっても、それは常に「暫定的真理」に過ぎず、時に大きく覆されることもあり得る**ということです。

1.　問いを立てる力

　2014年度の東京大学教養学部学位記伝達式の式辞 3) で、当時の教養学部長、石井洋二郎先生は教養について次のように述べていました。

> あらゆることを疑い、あらゆる情報の真偽を自分の目で確認してみること、必ず一次情報に立ち返って自分の頭と足で検証してみること、この健全な批判精神こそが、文系・理系を問わず…（中略）…「教養」というものの本質

　情報に記載されている「前提」が、「事実」によって導出されていない場合、情報内容を鵜呑みにせず、その「前提」を改めて議論の俎上に載せることが大切であることは第1のスキルでも述べました。前提を疑い、自分なりに問いを立てること、その問いに答えようとすることによって情報の読解がより能動的になっていきます。

　また、哲学者のカール・ライムント・ポパー（1902〜1994年）は『客観的知識―進化論的アプローチ』4) という本のなかで **「われわれは真理の追求者であるが、真理の所有者ではないのだ」** と述べています。科学的に考えるとは、推測とそれを反駁しようとする巧妙で厳しい試みの方法であるというポパーの反証主義は、医療・健康情報を読み解く態度においても大切なことです。前提を疑い「本当はどうなっているのだろう」と問いを立てる力、この力こそ情報の真偽を見抜く重要なスキルだといえましょう。

2.　問いを分類してみる

　文章を眺めているだけでは、疑問を感じることも少ないかもしれません。問いを立てるにあたり、「問い」というものの性質をある程度分類しておくとよいかもしれません。哲学者の野矢茂樹さんは『大人のための国語ゼミ』という本の中で、問いの形式を、**情報の問い、意味の問い、論証の問い**の3つに分類しています 5)。ここでもこの分類を手がかりに、医療、健康情報に対する問いの立て方に関して整理してみます。

■**情報の問い**……述べられていることの詳細を知るための問い
　　▶前景疑問／背景疑問
■**意味の問い**……述べられていることの定義に関する問い
　　▶効果があるといった場合の「効果」とは何か？（代用のアウトカムと
　　　真のアウトカムを意識する）
■**論証の問い**……理解と納得に関する問い、根拠の提示を求める問い
　　▶議論の前提が事実によって導出されているか？
　　▶提示された根拠と示された結論が納得できるものか？

3.　情報の問い

　情報の問いとは、医療・健康情報に示されている内容について、「もう少し知りたいことはないだろうか？」というような、より詳細な情報を知るための問いです。例文1を読んで、どのような情報をもっと知りたいと思うでしょうか。少し考えてみてください。

■**例文1**

> コレステロールは身体に必須の物質です。それを薬で無理に下げると、がんや肺炎、うつ病のリスクが高まることが報告されています。厚生労働省は、食事摂取基準でコレステロールの摂取制限を撤廃しています。つまりコレステロールは高くても問題ないと国がお墨付きを与えているのに、無駄な薬が処方され続けているのです。

　例文1はあくまで例なので、記載されている情報を鵜呑みにしないでくださいね。さて、この文章においても様々な情報の問いが考えられるかもしれません。ぼくが思いついたものを書き出してみましょう。

①薬はコレステロールをどのように下げるのか？
②コレステロールを下げるとなぜがんや肺炎が増えるのか？
③いつからコレステロールの摂取制限が食事摂取基準から撤廃されたのか？

**④コレステロールを下げると、下げない場合に比べて、がんや肺炎がどれくらい
　増えるのか？**

　なぜ？　どのように？　いつから？　といったような、いわゆる「５Ｗ１Ｈ」
の形式で示すことができる疑問は**背景疑問**と呼ばれます。背景疑問とは、自分（も
しくは人間）が知らないだけで既にわかっている一般的な知識に関する疑問のこ
とです。自分が知らない分野について学んでいこうとする際に、最初に遭遇する
疑問と言ってもよいかもしれません。このような疑問の多くは、標準的な教科書
などを参照することで解決できます。

　例えば、①の「薬によってコレステロールがどのように低下するのか？」とい
う薬の作用機序については、薬理学という学問の教科書を参照することで解決す
るでしょう。また、②の「コレステロールを下げるとなぜがんが増えるのか（そ
もそも増えるかどうかはさておき）？」という疑問については、現段階では明確
にはわかっていないかもしれませんが、その機序について、ぼくたち人間が知ら
ないだけで、いずれ解明される可能性を秘めた普遍的な事実に該当するものと言
えます。そして、③の疑問については、厚生労働省が食事摂取基準でコレステロー
ルの摂取制限を撤廃したのは 2015 年であり、こちらは厚生労働省が公開して
いる「日本人の食事摂取基準」（2015 年版）」[6] を見ればわかることです。

　しかし、④の「コレステロールを下げると、下げない場合に比べて、がんや肺
炎がどれくらい増えるのか？」という疑問は、一般的な知識に関する疑問ではあ
りません。こうした疑問は、将来的に起こり得る患者個別の出来事に関する疑問
であり、このような疑問を**前景疑問**と呼びます。前景疑問に対する明確な答えは
問いを立てた時点では存在しません。将来的にどうなっていくのかについては、
予言者でもない限り統計学的に推測するよりほかないからです。

　背景疑問は５Ｗ１Ｈで定式化することができますが、前景疑問は「どんな人に」、
「何をすると」、「何と比べて」、「（将来的に）どうなるか」という４つの要素で定
式化できます（詳細は第 10 のスキルで解説します）。こうした疑問に対して、
疫学的研究に基づく統計データが存在していれば、その効果の大きさを推定する
ことは可能です。医学的介入の効果は、こうした研究データから、統計的仮説検
定や 95％信頼区間法などの統計手法を用いた推測によって記述されていくので

した（第8のスキルを参照）。

4. 意味の問い

　意味の問いとは、述べられている事柄の定義に関する問いのことです。例えば、「風邪薬が効く」、といった場合の「効く」とはどういうことでしょうか。熱が下がることでしょうか、それとも咳が治まることでしょうか。単に「効く」という情報だけでは実態を的確に捉えていません。咳で苦しんでいる人にとって、熱が下がるという効果は、その人にとって意味のある効果とは言えませんよね。情報で述べられている事柄の定義を明確にしておかないと、本当は意味のない情報にもかかわらず、その情報に価値があると思い込んでしまいます。例文2で意味の問いについて考えてみましょう。

■例文2

> カフェインというと、コーヒーやお茶などに多く含まれている成分で、眠気覚ましや集中力を上げるためなどに飲んでいる人も多いでしょう。そんなカフェインですが、実は脂肪燃焼効果があると言われています。

　この場合の「脂肪燃焼効果」とは何でしょうか。脂肪燃焼効果と書かれていると、何となく体重減少効果のように解釈してしまいがちですが、基礎代謝量の増加という効果かもしれません。そして基礎代謝量の増加と体重減少に関連性があるかどうかについては、改めて議論が必要です。

　「効果」といっても様々な効果が想定できます。「カフェインを摂取すると、摂取しない場合を比較して、どれだけ効果が期待できるのか？」というような前景疑問を立てる手前で、そもそも「どのような効果についての記述なのか？」を明確にしておかないと、意味のない情報に振り回されてしまうこともあるでしょう。

5. 代用のアウトカムと真のアウトカムを意識する

　医学的介入の効果を大きく2つに分けると、**代用のアウトカム**と**真のアウトカム**に分けることができます。この場合のアウトカムとは、介入を受けた患者さんの将来的な成り行きを指します。そして、真のアウトカムとは、患者さん自身の生命や、生活に直結するアウトカムのことです。また、その真のアウトカムに対する代用の指標を代用のアウトカムと呼びます。

表1　代用のアウトカムと真のアウトカムの例

対象疾患	代用のアウトカム	真のアウトカム
糖尿病	血糖値、HbA1c	合併症、総死亡
高血圧	血圧の値	脳卒中、総死亡
慢性閉塞性肺疾患	呼吸機能	増悪発作、総死亡
心房細動	不整脈発作	脳卒中、総死亡
がん	腫瘍の大きさ	生存率
禁煙補助療法	禁煙割合	総死亡

　代表的な疾患における代用のアウトカムと真のアウトカムの例を**表1**に示します。もちろん、**表1**に示したのはあくまで一般的な考え方です。例えば、血圧が下がることに人生最大の幸福を感じるという人であれば、血圧の値でさえもその人にとっては真のアウトカムになりえます。

　とはいえ、通常は長生きすることや、日常生活に支障をきたす症状を緩和する目的で医療を受けるはずなので、真のアウトカムは死亡リスクやそれに関連する重篤な合併症とすることがほとんどでしょう。エビデンス情報を参照するときは、死亡リスクや日常生活に直結したアウトカムを評価している情報を優先的に参照することが基本となります[2, 3]。

＊2　詳細は第10のスキルでお示ししますが、代用のアウトカム改善が、必ずしも真のアウトカム改善につながっていないことを示す研究は多数報告されています。たとえ代用のアウトカムの改善が報告されている医学的介入であっても、長期的にみれば、死亡リスクや合併症リスクに大きな差が出ないことも少なくないのです。

＊3　もちろん幸福こそが最も重要な真のアウトカムなわけですが、人が感じる幸福という状態を客観的に評価することは困難です。

6.　論証の問い

　論証の問いとは、理解と納得に関する問いであり、それはまた根拠の提示を求めるような問いです。納得できるまで根拠の提示を求めることで、論証の飛躍を見抜くことが可能となります。例文3を読みながら論証の問いについて考えてみましょう。

■例文3

> カフェインにはダイエット効果があると言われています。そもそも食欲は血糖値が上昇し満腹中枢を刺激することで、お腹いっぱいと感じ、収まるのです。カフェインは交感神経を刺激して、アドレナリンの分泌を促します。アドレナリンが脳を刺激することで血糖値が上昇し、満腹中枢が刺激されることによって食欲が低下します。

　例文3に関して、記載されている内容は理解できても、それを納得することが難しい、という人にとっては、いろいろな疑問を立ち上げることができます。例えば、カフェインを摂取すると、摂取しない場合と比べてどれくらい血糖値が上昇するのか？　そもそも本当に血糖値は上昇するか？　仮に血糖値が上がって満腹を感じるにしても、本当に体重減少効果（ダイエット効果）が期待できるものなのか？[4]　などです。この一連の疑問は「そう言える根拠は何か？」という問いから生じており、これが、論証の問いと呼ばれるものです。

　カフェインが食欲を抑えることに関して理論的な記載はありますが、実際に食事をとる頻度などに影響があるのか、1日の総摂取カロリーに違いがあるといえるのか、こうした問いに対する根拠が提示されていません。確かにカフェインにより血糖値が上昇し、満腹感を感じるのだとしても、1日の摂取カロリーに差がなければ、カフェインにダイエット効果が期待できると主張されても納得できないでしょう。納得できるまで根拠の提示を求めることで、論証の飛躍を見抜くこ

---

[4]　この場合、血糖値の上昇度や摂取カロリーの程度が代用のアウトカムであり、体重が減るという日常生活に意義をもつアウトカムが真のアウトカムになり得ます。もちろん、健康長寿を目的に行われる食事療法であれば、死亡リスクや心臓病などの発症が本来的な真のアウトカムでしょう。

とができます。

▌7.　情報に対して、ホントかな？　と問いを立ててみる

　示されている**情報の理解のしやすさと、それを納得できるかどうかは別問題**です。しかし、常識を疑う態度を自覚的に維持していないと、理解のしやすさが納得に直結してしまいます。情報を鵜呑みにするとは、まさにこうした事態を指しますが、鵜呑みにしないためにも問いを立てるという思考が大切なのです。問い立てのプロセスを通じて、論旨に対する適切な根拠が提示されているか、提示された事実から論証の飛躍なくして結論が導かれているか、という視点がより明確になると思います。

　わかりやすい情報ほど、ごくわずかな差異が強調され、都合の悪い差異には関心が向けられない傾向あります。余計な情報をそぎ落とすことで、論旨は明快になるからです。しかし、どのような情報がそぎ落とされてしまったのだろうと考えを巡らせることは大事です。関心の向けられなかった情報を丁寧に拾い集めるなかで、情報の全体像をつかむことが可能となるでしょう。

【参考文献】
1）ネイチャー誌、サイエンス誌の９割は嘘．ノーベル賞の本庶佑氏は説く、常識を疑う大切さを．https://www.buzzfeed.com/jp/keiyoshikawa/honjo-kyoto?utm_source=dynamic&utm_campaign=bfsharetwitter&utm_term=.eyYxzqp6y
2）Shojania KG, et al: How quickly do systematic reviews go out of date? A survival analysis. Ann Intern Med. 2007; 147: 224-233. PMID: 17638714
3）平成26年度 教養学部学位記伝達式 式辞．http://www.c.u-tokyo.ac.jp/info/about/history/dean/2013-2015/h27.3.25ishii.html
4）カール・R．ポパ．客観的知識─進化論的アプローチ．木鐸社；2004.
5）野矢茂樹．大人のための国語ゼミ．山川出版社；2017.
6）厚生労働省．日本人の食事摂取基準．https://www.mhlw.go.jp/stf/seisakunitsuite/bunya/kenkou_iryou/kenkou/eiyou/syokuji_kijyun.html

第 10 のスキル

エビデンスを効率よく 検索するスキル

　背景疑問を解決するためには、その分野の標準的な教科書を参照することが一般的です。教科書に書かれている内容を体系的に学びながら、基本的な知識を習得することにより、背景疑問の多くは解決していくことでしょう。義務養育や高校、大学で学ぶことの多くはこの背景疑問に対する答えなのです。

　他方で前景疑問については、教科書などの情報だけで解決することは稀です。人が医学的介入（あるいは曝露）を受けることにより、将来的にどのような健康状態に至るのか、という問いに対しては、臨床医学論文、つまりエビデンスに示された統計データを参照しながら推測するよりほかありません。そのようななかで、参考となりそうなエビデンスを自分で検索することができれば、医療・健康情報をより能動的に読み解くことが可能となるでしょう。提示された情報を鵜呑みにせず、その「前提」を改めて問い、自分自身でエビデンスを探してみる。他に付け加えるべき情報が存在するか否かを自分の目で確かめてみることこそが、医療・健康情報を読み解くうえで最も重要なスキルかもしれません。

1. 疑問を定式化する

　臨床現場において、医師は患者を 1 人診察すると、平均して 5 つの疑問を思いつくことが報告されています [1]。医療者ではなくとも、医療や健康に対する様々な疑問に遭遇することは少なくないはずです。エビデンスの参照を必要とするような前景疑問は、①対象となる患者集団（Patient）、②調べたい医学的介入や曝露因子（Intervention または Exposure）、③比較とする対照（Comparison）、

④検討したい臨床転帰（Outcome）の 4 つの要素を含んでいます。この 4 つの成分は、英語の頭文字をとって、PICO、あるいは PECO（本書では PECO で統一します）と呼ばれます。

　例えば、2 型糖尿病患者の血糖コントロールについて、やや厳しめにコントロールすればよいのか、それともそれほど厳しくコントロールしなくてよいのか、いったいどちらが良いのだろうか、という疑問については以下のように PECO でまとめることができます。

■前景疑問を PECO で定式化する

> P：2 型の糖尿病患者に対して、E：厳格な血糖コントロール治療をすると、C：緩めの血糖コントロール治療をした場合と比較して、O：心臓病の発症率はどうなるか？

　前景疑問を PECO で定式化する際、「O」には真のアウトカムを優先的に設定することが大切です。代用のアウトカム改善が、必ずしも真のアウトカム改善につながっていない事例は決して少なくないからです。実際、この前景疑問に対して参考となるエビデンスの一つ、ACCORAD 試験[2] では、厳しめに血糖をコントロールしても、緩めの血糖コントロールに比べて心臓病の発症率は低下することなく、逆に死亡リスの増加傾向が示されています。

　ACCORD 試験は 1 万 251 人の 2 型糖尿病患者を対象としたランダム化比較試験です。HbA1c で 6 ％未満を目指す厳格治療群と、7.0 〜 7.9％を目指す標準治療群が比較され、心筋梗塞／脳卒中／心血管死亡の複合心血管イベントが検討されました。

　平均で 3.5 年間にわたる追跡調査の結果、心血管イベントを発症したのは厳格治療群で 6.9％、標準治療群で 7.2％と、その相対比は 0.90 であり、厳格治療群で 10％の低下を認めました。しかし、95％信頼区間は 0.78-1.04 という結果であり、統計学的な有意差を認めませんでした。また、総死亡リスクを解析したところ、厳格治療群で 5.0％、標準治療群で 4.0％と、こちらは統計学的にも有意に 22％増加するという結果でした（ハザード比 1.22 ［95％信頼区間

1.01-1.46])。

　糖尿病患者では血糖値が高い状態にあり、だからこそ血糖値を下げる治療が有効であると、一般的には考えられています[1]。しかし、本研究においては、「血糖値が下がる」という代用のアウトカム改善が、「死亡リスク」や「心血管イベントリスク」という真のアウトカム改善につながっていないことが明確に示されているのです。

　このように代用のアウトカム改善が、必ずしも真のアウトカム改善につながっていないという事例は、この他にも、不整脈患者に対する抗不整脈薬[3]、喘息患者に対する長時間作用型β２刺激薬[4]、慢性閉塞性肺疾患患者に対する長時間作用型抗コリン薬（チオトロピウムミスト吸入薬）[5]、２型糖尿病患者に対するDPP４阻害薬[6] など、枚挙にいとまがありません。だからこそ、前景疑問を解決する際において、優先的に参照すべきエビデンスは、真のアウトカムを検討した論文情報なのです[2]。

▌ 2.　論文検索は PubMed？　それとも Google？

　医療や健康に関する質の高いエビデンス情報、つまり臨床医学論文（以下、単に論文とします）の検索における代表的な検索エンジンが PubMed です（**図1**）。PubMed は米国の国立医学図書館（United States National Library of Medicine: NLM）により運営されており、生命科学や医学に関する文献データベース、MEDLINE に収載されている 3,000 万件以上の論文を、無料で検索することができます。

＊1　病態生理学的知見や薬理学的知見、つまり理論的知識（科学理論）はあくまでも仮説にすぎないのです。ただし現時点で、一番もっともらしい仮説ではあります。しかし、今後の研究次第では、理論的知識は覆る可能性があります。その最たる例が、ニュートン力学から相対性理論へのパラダイムシフトです。科学理論が仮説であり、暫定的真理であるというのはまさにこのことです。

＊2　もちろん、代用のアウトカムを検討した論文情報が無意味であるというわけではありません。あくまでも優先順位の問題です。調べたいテーマによっては真のアウトカムを検討した論文が存在しないこともあります。そのようなときは代用のアウトカムを検討した論文を紐解きながら、代用のアウトカム改善が真のアウトカムを改善しない可能性を考慮しつつ、慎重に考察していくよりほかありません。

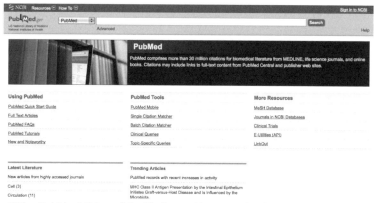

図1　PubMedのトップページ（https://www.ncbi.nlm.nih.gov/pubmed）

　とはいえ、専門知識を有さない一般の方が、最初からPubMedを使って論文を検索するのは、ハードルが高いかもしれません。また臨床の意思決定に大きく影響を与えるようなインパクトのある論文は、世界中の医療従事者がアクセスするため英語で書かれています。英語が苦手な人にとっては、その読解だけでも大変な作業なのに、どのようなワードで検索すればよいのか、検索された論文のうち、どの論文を優先的に読めばよいのかなど、検索作業が負担を強いるものになりかねません。

　Google検索をするとき、ぼくたちはどのようなモチベーションで作業をしているか考えてみてください。もちろん調べるテーマや状況にもよるかと思いますが、「知りたい」という動機のもと、まだ自分が知らない世界を垣間見ることができるという「期待」を抱きながら検索することも多いはずです。そうした作業は決して苦しいものではなく、むしろ楽しみの一つでもあるでしょう。論文検索においても、自分の知らない世界が次々と現れるというような、期待や驚きのような感覚を得ることが大切です。論文検索はなるべくストレスなく、そして何よりも「わくわく」する作業でなければいけません。

　ここでは、「ビタミンDサプリメントに風邪予防効果があるのか？」という前景疑問について、ぼくたちの日常生活には欠かすことのできない検索エンジン、Googleを利用した論文検索方法をご紹介します。

3. 前景疑問を PECO で定式化する

　論文検索を始めるにあたり、まずは**前景疑問を PECO で定式化**します。「ビタミン D サプリメントに風邪予防効果があるのか？」という前景疑問については、例えば以下のように定式化することができるでしょう。繰り返しになりますが「O」については真のアウトカムを設定することが基本です。このケースで言えば、免疫機能の向上を示唆する「抗体価の値」などは代用のアウトカムであり、仮にそのようなエビデンスが報告されていたとしても、参照の優先度は低くなります。

■前景疑問の定式化

> P：健常成人に対して、E：ビタミン D サプリメントを摂取すると、C：ビタミン D サプリメントを摂取しない場合に比べて、O：風邪の発症率はどうなるか？　【疑問のカテゴリ……治療・予防】

　PECO で定式化することによって、前景疑問が簡潔に整理できるほか、疑問のカテゴリが明確になり、問題解決に適した研究デザインを把握することができます（**表1**）。

表1　疑問のカテゴリと適した研究デザイン

カテゴリ	概要	適した研究デザイン
病因	疾患の原因や危険因子	コホート研究、症例対照研究
頻度	疾患や曝露を有している人の割合	横断研究[3]
診断	診断法の診断性能	横断研究
予後	平均生存期間など	コホート研究
治療・予防	治療効果や予防効果	ランダム化比較試験
害	副作用や不利益な効果	ランダム化比較試験、コホート研究、症例対照研究、横断研究

※どのようなカテゴリでもシステマティックレビュー・メタ分析があるとよい

＊3　横断研究（Cross-sectional study）とは端的に言えばアンケート調査です。第5のスキルでも触れましたが、横断研究は医学的介入に対する因果効果の検出には向いていません。それゆえ、病因、治療・予防、害の疑問カテゴリに対して、参照に適した研究デザインと言えないのです。とはいえ、ある集団のある一時点での疾病の有無や曝露の保有状況を知ることができる横断研究は、疾病の頻度や診断方法精度を検討するうえで有用なデータとなります。

今回の疑問のカテゴリは「治療・予防」ですからランダム化比較試験の論文が、疑問解決に最も適した研究デザインとなります。とはいえ、どのような疑問のカテゴリにおいても、システマティックレビュー・メタ分析の論文を見つけることができれば、複数の研究データを網羅的に把握することができ、より深い示唆を得ることができるでしょう。

┃ 4.　検索ワードをどう決めるか？

論文検索に限りませんが、インターネットで何かを調べるにあたり、大事なのは**検索ワード**です。Google などの一般的な検索エンジンを使って医療・健康情報を収集する場合、**日本語で検索した情報はほとんど役に立たないと**考えてよいと思います[4]。質の高い論文情報を効率よく検索するためには、やはり、**英語で**検索する必要があります。英語が苦手な方は、少しハードルが高いと感じるかもしれませんが、検索ワードを英語にしたからといって作業が劇的に困難になることはありません。

ここでは、ブラウザに **Google chrome** を使用した場合を想定していますが、Chrome では、「右クリック→ T」で、表示されている文章すべてを一括翻訳することができます。英語を読むのが苦手な方でも、この機能を活用することで、比較的簡単に作業を進めることができます。なお Google Chrome は無料でダウンロードが可能です。

検索ワードを決めるにあたり、先ほど定式化した PECO が役に立ちます。メインの検索ワードとしては、設定した「PECO」のうち「E」と「O」、場合によっては「P」も付け加えると効率よく検索できるはずです[5]。うまく検索できない場合は、設定した疑問のカテゴリに応じた研究デザイン名を検索ワードとして設

＊4　もちろん例外はありますし、検索方法にもよるでしょう。とはいえ、日本語によるGoogle 検索で、がん治療に関する情報の質が低いことについては「はじめに」でも紹介しました。

＊5　薬剤個別の効果を知りたいときは「E」と「O」をメイン検索ワードに、調べたい疾患テーマの概要に関する文献を検索したい場合は「P」と「O」をメイン検索ワードにすると良いでしょう。

定してみるのもよいでしょう。また最新のエビデンスを知りたい場合は、西暦情報を加えると、その年に報告されたエビデンスが上位に検索されてきます（**表2**）。

表2　Googleによる論文検索の検索ワード例

疑問	メイン検索ワード		サブ検索ワード	必須ワード
DPP4阻害薬で心血管疾患は低下するか?	DPP4 inhibitor	Cardiovascular		
スタチンで糖尿病リスクは増加するか?	Statin	Diabetes	meta-analysis	
スタチンで心血管疾患は低下するか?	Statin	Cardiovascular	2018	ncbi
うがいで感染症は予防できるか	gargle	infection	Randomized Controlled Trial	
ビタミンDで風邪は予防できるか?	VitaminD	Cold prevention		

　そして、検索ワードとして必ず加えてほしいのが「**ncbi**」というクエリです。ncbiとは米国国立医学図書館の一部門である米国国立生物工学情報センターNational Center for Biotechnology Informationの頭文字をとったものです。実はこれでPubMedに収載されている論文をGoogleで検索することができるのです。

　「ビタミンDサプリメントに風邪予防効果があるのか？」という前景疑問について、実際にGoogle検索をやってみましょう。検索ワードは**表2**にも示した通り、「VitaminD」、「Cold prevention」、「ncbi」です（**図2**）。

　上位に検索されてきたサイトのURLはすべてhttps://www.ncbi.nlm.nih.govとなっているのがおわかりいただけるかと思います。「ncbi」を付けて検索しているので、PubMedもしくはPMC（PubMed Central）[6]に収載されてい

＊6　PMCとはアメリカ合衆国の国立衛生研究所（NIH）内の国立医学図書館（NLM）の部署である国立生物工学情報センター（NCBI）が運営する、生物医学・生命科学のオンライン論文アーカイブのことです。

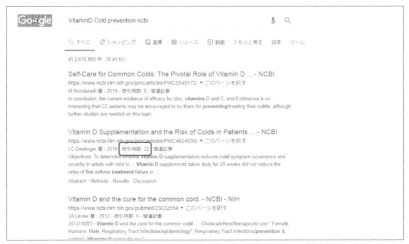

図 2　「VitaminD」、「Cold prevention」、「ncbi」で Google 検索した結果

る論文が上位に検索されているのです。

　論文タイトルを見ながら、調べている前景疑問にマッチしていそうな論文にア
クセスするか、「被引用数」が多い論文にアクセスしてみるとよいでしょう。引
用回数が多いということは、それだけ多くの注目を集めた論文情報であり、その
分野で押さえておくべき主要論文（ランドマークスタディ）である可能性が高い
といえます。また、英語が苦手であれば、Google chrome の翻訳機能を使い日
本語表示してみるとよいでしょう。完全な日本語訳にはならないかもしれません
が、疑問にマッチしているタイトルかどうか、容易に判別がつくはずです（**図 3**）。

　今回の検索では上位 8 個目に、風邪予防におけるビタミン D の効果を検討し
たシステマティックレビュー・メタ分析の論文が見つかりました（**図 4**）。

Charan J, et al : Vitamin D for prevention of respiratory tract infections:
A systematic review and meta-analysis. J Pharmacol Pharmacother.
2012 Oct; 3（4）: 300-3. PMID: 23326099

　優先的に参照すべき研究デザインのランダム化比較試験ではありませんが、シ
ステマティックレビュー・メタ分析は、前景の疑問解決にあたり、ぜひとも参照

しておきたいエビデンスです。システマティックレビューを行っているということ
とは、過去に報告されているエビデンスが、この論文に網羅的に集約されている
はずだからです。場合によっては、複数のランダム化比較試験論文に関する情報
をまとめて入手することができ、効率よく論文情報を集めることができます。さ

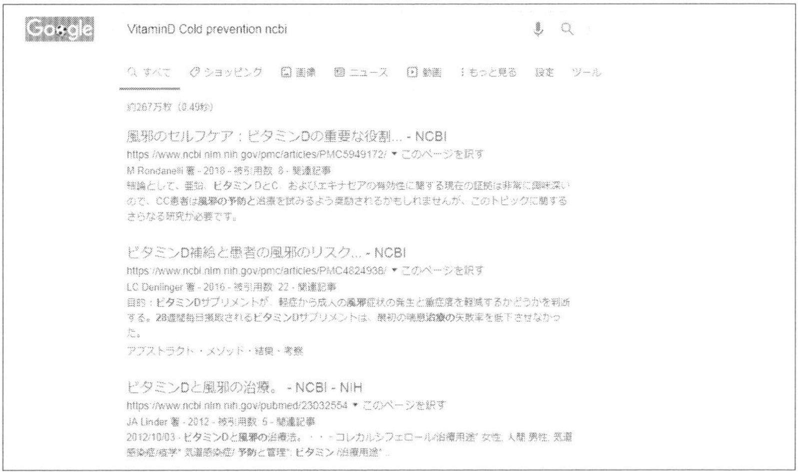

図3　検索結果を chrome の翻訳機能で日本語変換

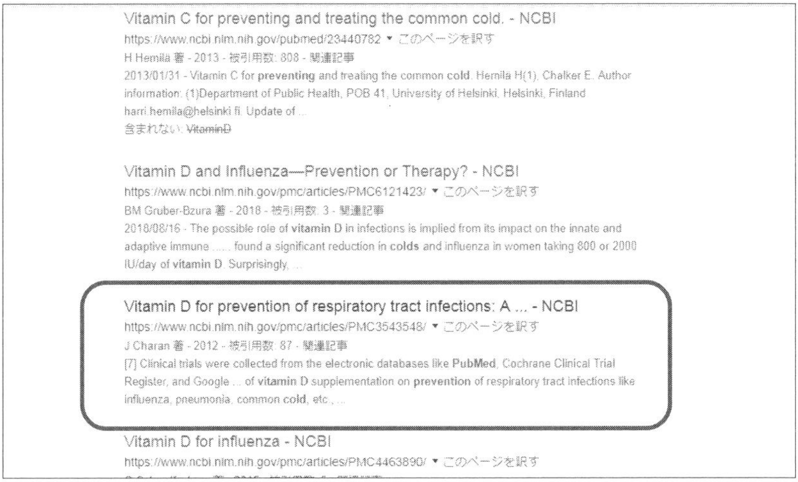

図4　タイトルが今回の疑問にマッチしている論文、もしくは被引用数が多い論文を探す

らには論文著者の結論、つまり専門家の意見も参考にすることができ、論文結果の解釈をより多面的に評価、考察することができるでしょう[7]。

　実際に論文情報へアクセスしてみます（**図5**）。この論文はPMCに収載されており、全文が無料で読むことができます。もちろんすべて英語で書かれていますが、翻訳機能で日本語に変換してみると概要がつかみやすくなるでしょう。

　研究結果を簡単に見てみますと、"Events of respiratory tract infections were significantly lower in vitamin D group as compared to control group [Odds ratio = 0.582 (0.417-0.812) P = 0.001]"と記載があります。ビタミンDを摂取すると、そうでない場合に比べて呼吸器感染のリスクが相対比で0.582、つまり約42%のリスク低下が示されています[8]。

　このシステマティックレビュー・メタ分析では2011年11月までに報告された5つのランダム化比較試験が解析対象となっており、論文末尾の引用文献9〜

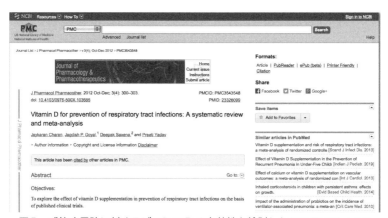

図5　感染症予防に対するビタミンDの有効性を検討したシステマティック
　　　レビュー・メタ分析論文

＊7　もちろん、論文著者の結論を鵜呑みにしないことが前提です。

＊8　呼吸器感染症発症リスクが42%低下するというと、風邪予防のために、ビタミンDを積極的に飲んだほうがよいと感じる人も多いかもしれません。しかし、実際にビタミンDを服用するかどうかについては文脈に依存します。この論文を読みながら、改めて「はじめに」で解説した文脈依存性について考えてみてください。

14 に PubMed のリンクが張られています。Google でランダム化比較試験論文を検索できなくても、システマティックレビュー・メタ分析に引用された論文を参照することで、複数のランダム化比較試験情報を効率よく入手することができます。

　このように、PubMed のような専門的な論文検索エンジンを使わずとも、Google 検索によって、前景疑問の参考となる論文情報を探し出すことは可能です。関心度の高い文献情報が上位に検索される傾向にある Google 検索では、時に PubMed 検索よりも効率よく目的の論文情報にたどり着くこともあるでしょう[9]。

＊9　とはいえ、Google での文献検索は網羅的な情報収集には向いていません。網羅的に論文情報を収集するためには、やはり PubMed 検索が基本となるでしょう。PubMed の基本的な使い方は大学の医学図書館などがマニュアルを公開しており、インターネット上で閲覧が可能です。

- 東京大学 ▶ https://www.lib.m.u-tokyo.ac.jp/manual/pubmedmanual.pdf
- 京都大学 ▶ http://www.lib.med.kyoto-u.ac.jp/pdf/pubmed_howto.pdf
- 東京慈恵会医科大学 ▶ http://www.jikei.ac.jp/academic/micer/pubmed1.pdf
- 慶應義塾大学 ▶ http://www.med.lib.keio.ac.jp/pdf/ug/ug_pubmed.pdf
- 京都府立医科大学 ▶ http://www.f.kpu-m.ac.jp/k/library/training/2009/PubMed/201001pubmed.pdf

【参考文献】
1) Osheroff JA, et al: Physicians' information needs: analysis of questions posed during clinical teaching. Ann Intern Med. 1991; 114: 576-581. PMID: 2001091
2) Action to Control Cardiovascular Risk in Diabetes Study Group, Gerstein HC, et al: Effects of intensive glucose lowering in type 2 diabetes. N Engl J Med. 2008; 358: 2545-2559. PMID: 18539917
3) Echt D, et al: Mortality and morbidity in patients receiving encainide, flecainide, or placebo. The Cardiac Arrhythmia Suppression Trial. N Engl J Med. 1991; 324: 781-788. PMID: 1900101
4) Salpeter SR, et al: Long-acting beta-agonists with and without inhaled corticosteroids and catastrophic asthma events. Am J Med. 2010; 123: 322-328. e2. PMID: 20176343
5) Singh S, et al: Mortality associated with tiotropium mist inhaler in patients with chronic obstructive pulmonary disease: systematic review and meta-analysis of randomised controlled trials. BMJ. 2011; 342: d3215. PMID: 21672999
6) Scirica BM, et al: Saxagliptin and cardiovascular outcomes in patients with type 2 diabetes mellitus. N Engl J Med. 2013; 369: 1317-1326. PMID: 23992601

索　引

著者紹介

青島 周一 （あおしま しゅういち）

2004 年城西大学薬学部卒。保険薬局勤務を経て、12 年
9 月より医療法人社団徳仁会中野病院（栃木県栃木市）、
現在に至る。NPO 法人アヘッドマップ共同代表。
〈主な著書〉『ポリファーマシー解決！ 虎の巻』（日経
BP）、『薬剤師のための医学論文の読み方・使い方』（共
著、南江堂）、『薬剤師のための医療情報検索テクニック』
（共著、日経メディカル開発）。

医療情報を見る、医療情報から見る
エビデンスと向き合うための 10 のスキル

2020 年 1 月 30 日　第 1 版第 1 刷 ©

著　者……………青島周一　AOSHIMA, Shuichi
発行者……………宇山閑文
発行所……………株式会社　金芳堂
　　　　　　　　　〒 606-8425 京都市左京区鹿ヶ谷西寺ノ前町 34 番地
　　　　　　　　　振替　01030-1-15605
　　　　　　　　　電話　075-751-1111（代）
　　　　　　　　　https://www.kinpodo-pub.co.jp/
組　版……………株式会社 データボックス
印刷・製本………モリモト印刷 株式会社
装丁・イラスト…naji design

落丁・乱丁本は直接小社へお送りください. お取替え致します.

Printed in Japan
ISBN978-4-7653-1807-5